Mon Accouchement Serein

ALISON LEGROS

Je dédie ce livre à la lignée de femmes grâce à qui je suis ici :
Désolé, Pardon, Merci, Je t'aime.
J'ai réparé tous les accouchements atroces que vous avez vécus par l'accouchement serein que j'ai eu, et qui a brisé ce cycle de répétition pour moi et ma lignée après moi.

Tout est juste

SOMMAIRE

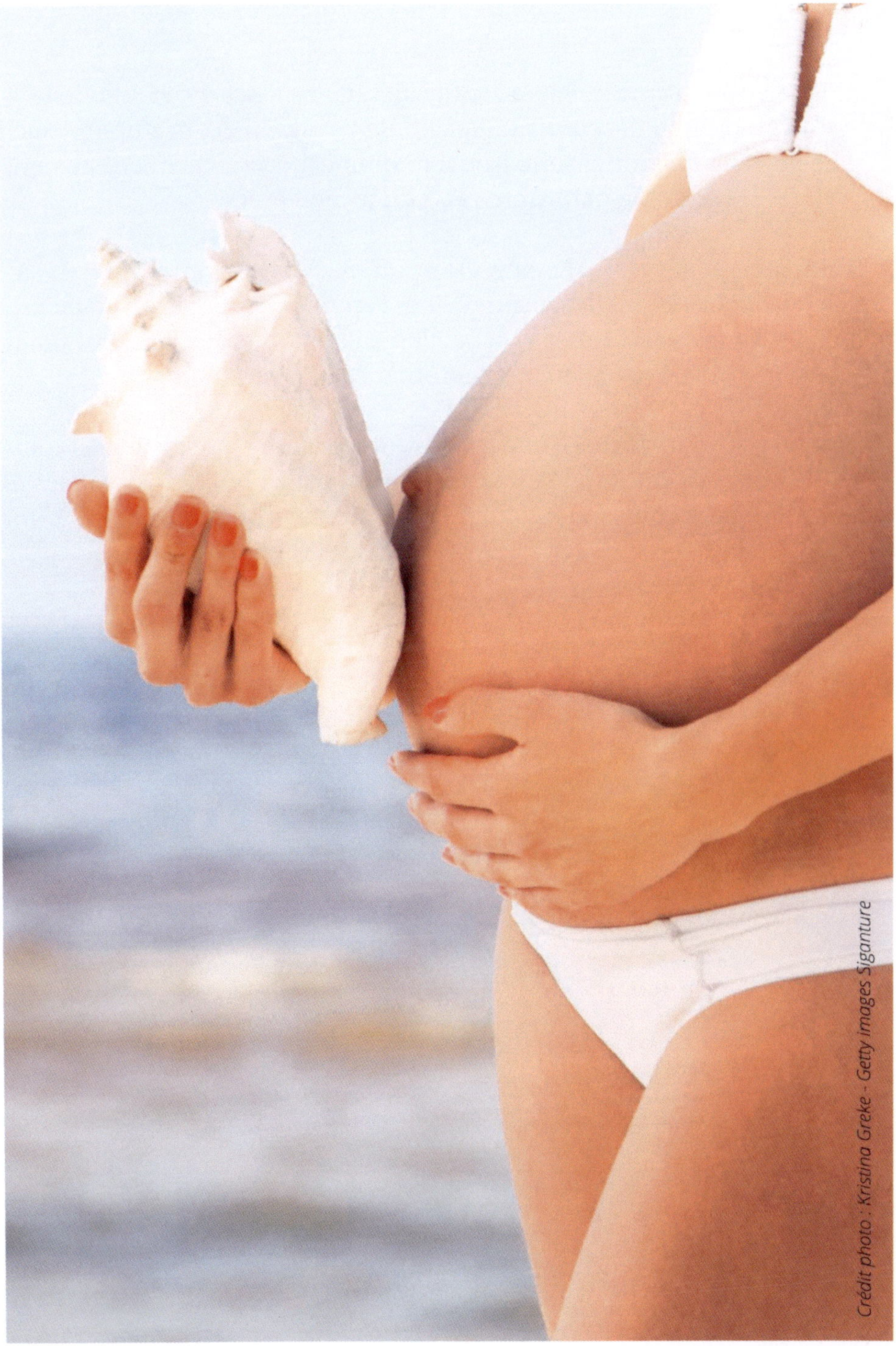
Crédit photo : Kristina Greke - Getty images Siganture

REMERCIEMENTS

Léa, ma fille d'amour. Même si ta naissance n'a pas été la meilleure, grâce à ça j'ai pu découvrir tellement de choses : cela m'a donné une rage de vaincre pour ensuite trouver comment accoucher sereinement pour ton petit frère. Tu es une aide précieuse !

Tom, mon petit cœur d'amour. On a fait un super travail d'équipe, j'ai eu beaucoup de joie à t'accompagner sereinement pour ta venue au monde. Tu m'as fait aimer l'accouchement et comprendre à quel point cet événement est sacré. Tu es un champion !

A mon Sauveur, **Jésus-Christ**. Sans toi je n'aurais jamais réussi tout ça !!! Merci de ton soutien, merci d'avoir mis les bonnes personnes à mes côtés tout au long de ce chemin initiatique.
Alléluia !

PROLOGUE

J'avais commencé par un blog relatant l'accouchement serein que j'ai eu pour mon dernier (et second) accouchement, ainsi que tout ce que j'y avais appris, me disant que cela était très bien et suffisant.

Et puis des personnes de mon entourage m'ont fortement incitée à le sortir en version papier, d'où ce livre !

Oui, mon accouchement a été serein. Outre les outils que j'ai utilisés et qui seront cités ici, il y a un grand mystère que j'ai découvert lors de cette naissance, et c'est cela que je ne pouvais taire : nous avons toutes un pouvoir absolue sur notre corps, sur les douleurs de l'enfantement !
Nous pouvons donc gérer la durée et l'intensité de chacune de nos contractions, où la douleur devient largement supportable et se fait notre alliée.

Que vous le croyez ou non, cela ne change rien en vos capacités.
Elles sont là, et ne demandent qu'à être utilisées pour réaliser le plus beau travail de toute votre vie : l'accouchement !
Vous allez vraiment aimer accoucher, j'espère que cela sera pour vous une aventure aussi merveilleuse qu'elle le fut pour moi. C'est possible, même si vous avez vécu une césarienne pour l'accouchement précédent. C'était mon cas, j'ai osé défier le sort et je ne le regrette pas. Vous êtes prêtes ? Allons-y !

INTRODUCTION

Je m'appelle Alison, j'ai 37 ans et j'ai vécu deux grossesses et deux accouchements.

La première grossesse s'est hyper bien passée, j'étais connectée avec ma fille : c'était ma première, je ne travaillais pas donc j'avais tout le temps de m'occuper d'elle, de m'occuper de moi et j'étais vraiment dans ce petit cocon de femme enceinte qui découvre chaque sensation et c'était merveilleux, c'était magique !
J'ai eu la chance de passer une grossesse sans nausées, sans problèmes... bon avec quand même une prise de poids supérieure à 20 KG, mais ça ne me dérangeait pas plus que ça.
Arrive l'accouchement et là je suis descendue de mon petit nuage, ça a été très compliqué : ça ne s'est pas passé comme je le souhaitais, je voulais un accouchement naturel dans l'eau et j'ai eu tout l'inverse !

J'ai eu une césarienne en urgence.

La raison n'étant pas médicalement justifiée, ça m'a achevé au niveau psycho-émotionnel, physiquement j'ai mis très longtemps à me remettre de cette opération.
J'ai donc compensé mon accouchement raté, mon accouchement volé, par l'allaitement qui a duré 1 an.

J'ai attendu presque trois ans pour que mon utérus soit parfaitement cicatrisé avant d'avoir le second enfant. Ceci est vraiment le point clé, quand on vit une césarienne et qu'on veut un accouchement par voix basse ensuite : prendre le temps pour qu'il n'y ai réellement aucuns risques physique.

Pour mon second, j'ai vécu une grossesse très compliquée émotionnellement! Donc tout l'inverse de la première...
Grossesse très stressante, conflits avec le papa, déménagement, mise à l'école de ma fille, beaucoup beaucoup de stress.
Comme j'avais déjà ma fille à m'occuper, je n'étais pas aussi présente pour mon bébé que je l'ai été pour ma première, et je n'arrivais pas à faire la connexion, je n'arrivais pas à faire le lien avec mon fils.
MAIS pendant toute ma grossesse, je ne voulais surtout pas revivre une césarienne en urgence ni une césarienne tout court, ni d'épisiotomie ni rien du tout.

Je voulais vraiment me donner les moyens de vivre l'accouchement que je voulais. A ce moment là je voulais toujours un accouchement naturel, mais comme le premier, avec le confort de la structure médicalisée en cas de besoin.

C'est ce que j'ai vécu pour mon second, **j'ai eu un accouchement magnifique**, j'ai pu me connecter avec mon fils pendant tout l'accouchement, j'ai été avec lui pendant chaque contraction, j'ai pu maîtriser la durée et l'intensité de chacune de mes contractions :

J'ai maîtrisé la durée et l'intensité de chacune de mes contractions

Et à ce moment là j'ai compris que ce que je venais de vivre... très peu l'enseignent ! Que je n'en avais même pas entendu parler et j'ai profondément ressenti que là je vivais quelque chose d'exceptionnel et en effet, l'accouchement peut être une incroyable aventure, une découverte de ses potentiels, de ses pouvoirs à l'infini... c'est incroyable !
J'ai donc fortement ressenti ce besoin de transmettre tout ce que j'ai appris, en créant mon blog :

mon-accouchement-serein.blogspot.fr

Avoir vécu cet accouchement m'a ouvert des portes, m'a permis de me recentrer, de rêver à nouveau avec la certitude que tout est possible, de reprendre soin de moi et d'être la personne que je suis aujourd'hui.

C'est mon histoire, et je vous remercie d'être ici pour découvrir comment mon expérience peut vous aider à vivre l'accouchement dont vous rêvez !

Le projet de naissance aura été la base de ma préparation à cet accouchement . Cependant il n'est absolument pas à partager avec l'équipe médicale, c'est votre projet à vous et votre bébé !

Je vous transmet mon vécu détaillé en **Partie I : mon histoire** où vous pourrez ainsi voir à quel point le taux vibratoire dû aux pensées peut changer la donne lors de l'accouchement !

Ensuite en **Partie II : mon projet de naissance,** que j'ai mis au point durant ma seconde grossesse pour me préparer à l'accouchement et pouvoir le réaliser au plus juste : nous sommes ici sur un auto-coaching, qui vous permettra d'être sur une fréquence énergétique bien spécifique pour attirer à vous tout ce qui est juste durant cet événement.
Parce qu'on attire à soi ce que l'on est, consciemment ou non, vous aurez beau avoir 2 superbes feuilles de projet de naissance validée par l'équipe médicale, si vous avec peur, manquez de confiance en vous ce jour là... votre accouchement sera tout sauf serein et les effets peuvent être pires que ce qui est marqué sur votre papier, et vous serez déçue !

Je vous souhaite un superbe accouchement, une belle rencontre avec votre bébé et un magnifique travail d'équipe avec lui !
Vous pouvez le faire, j'ai confiance en vous.

Avec tout mon amour,
Alison

Partie I

Mon histoire

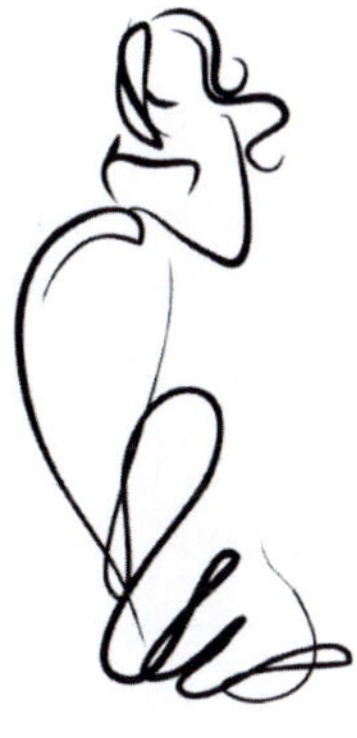

Mon accouchement serein, mon histoire

Vendredi 06 janvier 2012

J'ai eu mon dernier rendez-vous gynécologique, et tout ce que je voulais absolument faire avant l'accouchement : aquagym, QI-gong, dentiste, et le dernier cours de prépa'...

La gynéco a dit que le col était postérieur, à 1. Du coup je ne sais même pas si je peux mettre l'ovule pour nettoyer le vagin, dans le doute je ne l'utilise donc pas. Il faut dire que j'ai complètement oublié de lui demander...

Samedi 07 janvier 2012

Je me retrouve seule pour le week-end, le papa et ma fille sont partis direction Carcassonne pour ces 2 jours. Grosse appréhension, j'avais dit à mon (futur) fils de ne surtout pas décider de sortir avant que tous mes rendez-vous soit finis, donc jusqu'à hier ! Je sens que depuis 2 semaines ça se prépare, le grand jour arrive. Et mon papa s'en va. Peut-être l'accouchement se fera dans les heures qui suivent ! Donc, avant son départ, je lui demande une bénédiction (sait-on jamais !).

L'après-midi j'ai acheté tout ce qui me manquait pour mon *vanity** qui contient les choses indispensables pour le travail. Ce soir j'ai un dîner chez ma sœur, enceinte de quelques jours d'écarts, et avant d'y aller, j'imprime mes fiches et les mets dans mon sac. Elle passe me chercher, vu que je n'ai pas la voiture, et comme à son habitude, elle est en avance ! J'étais en train de faire mes huiles de massages pour l'accouchement, avec un peu de stress (le papa n'est pas là, je sens pourtant que c'est pour très bientôt...) alors j'ai fait un cafouillage (comme je suis sur mon lit, j'en ai mis à côté du flacon, pauvre couette !) digne d'une débutante... C'est bon, tout est prêt !

A peine arrivée depuis une demi-heure chez elle, je sens des contractions que je gère à peine, elles ne font pas mal, mais sont rapprochées de 5 minutes ! J'appelle le futur papa. Il part de chez ses parents, et moi je vais à la maison prendre mes affaires et direction chez mes parents en l'attendant... Je vais sur mon ballon et hop ! Je stresse... Je suis pas prête, je n'ai pas pris mon bain relaxant de la mort qui tue ! (oui, lumière aux bougies, musique douce... zen attitude !) Une heure après, il arrive, et je sens toujours les contractions, espacées de 5 minutes.

J'appelle la maternité :

"Oui, c'est ma deuxième grossesse, mais mon premier accouchement par voie basse."

la sage-femme : "Le terme est pour quand ?"

moi : "21 janvier… En fait j'ai des contractions espacées de 5 min, c'est la première fois que je sens des contractions vu qu'à mon premier accouchement je ne sentais rien et j'ai eu une césarienne en urgence. Donc j'ai entendu dire qu'il fallait venir quand c'est 5 minutes..."

la sage-femme : "Vous avez mal ?"

moi : "Euh… je sens les contractions, après j'ai à peine mal..."

la sage-femme : "En général les femmes qui appellent ne peuvent même plus parler tellement ça leur fait mal, c'est même leur homme qui appelle, mais bon... si ça peut vous rassurer, vous pouvez venir. On verra où vous en êtes..."

moi : "J'ai eu rendez-vous avec le docteur *** hier justement, elle a dit que le col était à 1..."

la sage-femme : "C'est comme vous voulez, je vous attends si vous pensez en avoir besoin..."

Et hop, trente minutes plus tard (le temps de mettre un supo pour le lavement chez mes parents. Au passage, c'est super ce truc ! haha !) je suis dans la voiture... et je stresse encore, car je n'ai pas du tout fait tout ce que je voulais, mais pas du tout ! J'ai juste fait une prière avant de partir, la clé USB ne marchait pas, j'ai donc pris mon PC portable (la misère !), je n'ai pas fait le QI-Gong ni le shiatsu… ni écouté de musique ou pris mon bain !! Il me manque lui !!!

On arrive là-bas... 10 minutes pour trouver où sont les sages-femmes ! En fait, il fallait sonner devant les portes battantes des salles d'accouchements... Heureusement que je n'étais pas si pressée que ça...

la sage-femme que j'ai eue au téléphone me reçoit, et me place dans une salle de pré-travail : la même où j'ai été pour ma fille ! Elle me met le monitoring, me prend mon dossier et m'ausculte :

"Ben vous n'êtes pas à 1, en fait c'est à peine la pulpe du doigt ! Il faut dire que le docteur *** est celle qui a les doigts les plus fins de tout le service ! En plus le col est postérieur..."

moi : "Donc c'est pas pour aujourd'hui !"

la sage-femme : "On verra avec le monitoring..."

Elle sort, et moi au bout de 10 min, je me sens péter un plomb ! Je me mets donc assise direct ! Au bout de 20 min la sage-femme revient, et me dit viruleusement :

"Hou-là, pourquoi vous êtes assise ?"

moi : "Ben j'ai mal en restant allongée..."

la sage-femme : "Oui mais vous voyez, le monitoring n'a pas pu enregistrer les contractions comme il faut, il va falloir refaire 45 min, et allongée sur le dos !"

Au moins... Elle me met donc 2 gros coussins sous le dos, et là j'ai enregistré l'info... Haha ! J'étais semi-assise comme ça ! Le papa s'est allongé par terre... Il est au moins 23h passés.

Elle revient, regarde le monito et me dit :

"Bon ben, y a rien qui montre que le travail se fait."

moi : "C'est pas pour ce soir alors !"

la sage-femme : "Non, à moins que ça se fasse d'un coup, mais je ne pense pas... Peut-être demain ou dans une semaine ! "

Elle me donne un suppositoire, pour calmer la douleur des contractions qui ne font pas le travail. Elle m'a dit que c'est fréquent de les sentir le dernier mois sans pour autant que ça soit les contractions de l'accouchement...

Je rentre donc chez moi, ma fille est restée chez mes parents pour la nuit coup.

Fausse alerte, mais j'ai pu me préparer pour le jour J :

- je sais où je vais aller directement pour voir les sages-femmes,
- je sais comment feinter le monitoring, et ce qu'il ne faut surtout pas faire (s'asseoir directement !) au risque de refaire une heure de plus,
- j'ai plus de temps pour mettre la main sur mon baladeur mp3.

Lundi 09 janvier 2012

Journée ménage, courses en prévision des jours où je ne serai pas là et de la semaine où le papa sera présent et donc fera à manger.

"Tout est prêt mon chéri, ta maman est prête... maintenant tu peux sortir, quand tu voudras, la position que tu voudras, maman t'attend, maman est prête..."

Mardi 10 janvier 2012

07h du matin

Une douleur au bas ventre me sort du lit, ce genre de douleur qui rappelle les règles, pourtant je suis enceinte !

Je vais aux toilettes... du sang sur le papier. Ma réaction :

"Ah ça y est, je suis cuite ! C'est pour aujourd'hui. Alors règle numéro 1 : je prends mon temps..."

Je prépare ma fille, et ma mère vient l'amener à l'école (depuis le début du 8ème mois, c'est elle qui vient la chercher et me la ramène, plus la force d'y aller à pied, les allers/retours me faisaient une heure de marche !). Je ne lui dis rien, je lui en parlerai à midi quand elle me la ramènera, j'ai tout ce temps pour me relaxer au maximum, sans être contaminée par le stress des personnes autour de moi.

Je mange, et direction la salle de bain, pour une heure de cocooning de folie !

Bougies, bain chaud, musique relaxante d'une heure, pour n'avoir à compter que les contractions...

Je me fais belle....

Je savoure mon bain....

J'apprécie pleinement mes derniers instants dans l'eau....

avec mon bébé dans mon ventre !

L'heure est passée, j'ai eu 5 min d'écart à peu près... Là je sais que ça commence, je suis obligée de faire la respiration du tube du dentifrice. Je m'habille, et voici ma tenue de combat :

- pantacourt noir style sarouel (oui, sans culotte, j'assume !),
- t-shirt noir avec pampille (sans soutif, j'assume aussi !),
- Je n'ai pas de maillot de bain 2 pièces, alors j'appelle ma sœur pour passer chez elle chercher le haut (ben oui, le bas on en a pas besoin ! Haha !).

ma sœur : "Quoi c'est pour aujourd'hui !!!?? Vilaine, t'auras accouché avant moi !" *(oui, on est enceinte en avec quelques jours d'écart)*

J'appelle le papa, et lui dit que je le tiendrais au courant une fois le premier monitoring fait...

J'appelle mon beau-frère pour qu'il m'amène à la maternité... et qu'il passe chez ma sœur chercher le maillot et me prendre vers midi.

Il me reste une heure avant d'y aller... je commence par une prière, les pensées positives, et au travail ! J'essaye le shiatsu pour faire descendre le bébé, ça ne m'a pas convenu, alors je n'ai pas insisté.

Je saute sur le ballon et on y va ! Ronds, 8... Je n'ai pas mis de musique, je sors d'une heure, ça m'a un peu pris les oreilles, d'ailleurs je l'ai encore dans la tête !

Je me rends compte que je n'arriverai pas à faire le QI-Gong pour renouveler l'énergie, ça va me prendre trop de temps, et la respiration du dentifrice devient de plus en plus forte... Tant pis, j'y avais été jeudi dernier, donc mon énergie est quand même bonne malgré tout.

11h45 :

J'ai mis toutes mes affaires dans le salon, voyons ma fiche :

- ***suppo :*** pas besoin, j'y suis allée 2 fois, mon corps a fait le lavement naturellement faut croire !
- ***granules homéopathiques pour le début de travail :*** allez hop, dans la bouche !
- ***granules homéopathiques pour le stress :*** pas besoin, je suis au taquet, complètement zen !!

Tout le reste c'est fait !

Allez, il me reste du temps, je lis mes écritures... toujours assise sur mon ballon ! Je ne chôme pas !

12h :

Mon beau-frère arrive, en même temps que ma mère !
moi : "Surprise maman ! Tu prends ma fille pour la journée, je vais à la maternité. Je pense que j'ai perdu le bouchon muqueux, là c'est sûr

c'est pour aujourd'hui ! "

J'enfile le maillot, fait une dernière vérification... Allez c'est parti !!!!!!

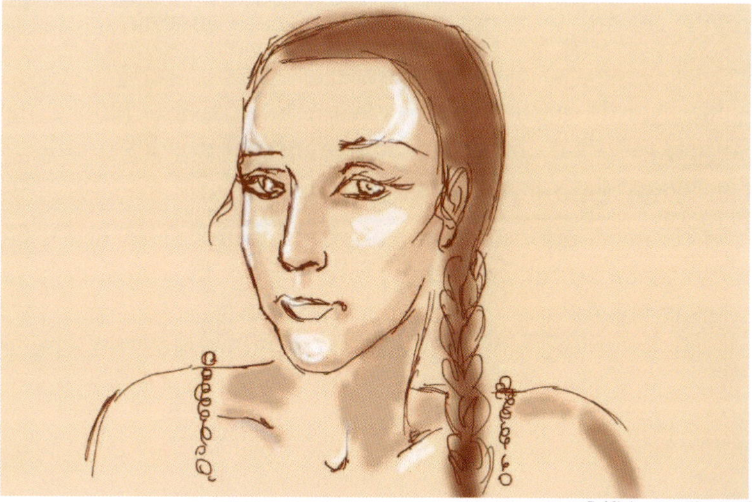

Crédit image : Floriane Sordes

12h-12h20 : la voiture

Je fais un peu de sophrologie, sans rien dire à mon beau-frère qui à chaque respiration du tube de dentifrice me sort :

"ça va, ça va ??? T'as mal ???"

Et avec un regard : C'est obligé que tu aies mal ! Et je ne peux rien faire !!! STRESS !!!!!!!

Bref... *no comment*... (si vous êtes un homme et que vous lisez cette page, par pitié, ne demandez jamais à une femme qui accouche si elle a mal, et surtout ne vous sentez pas obligé de prendre ce problème sur vous, c'est celui de la femme ! Donc ne stressez pas pour elle, cela ne fera qu'amplifier le sien de voir que votre regard est plein d'inquiétudes, voire de peur. Même si c'est votre femme, le mieux à faire est de ne rien dire, si ce n'est : « Tu vas y arriver, j'ai confiance en tes capacités et en celles du bébé aussi. »)

Je suis fière de moi : malgré le fait d'avoir une personne limite

angoissée à mes côtés, ça ne m'a pas contaminée et n'a en rien diminué ma « zénitude ». Il faut dire que mon mental d'arts martiaux joue beaucoup sur mes capacités de concentration, donc ce n'est pas que pour les hommes, non mais ! Je crois que rien que pour le fait de se préparer à l'accouchement, chaque fille se doit de pratiquer un sport de combat ! Haha !

12h30-14h : arrivée à la maternité, premier monitoring

Je sais où je dois me rendre, j'y vais directement sans stress vu que j'ai déjà été sur les lieux. Une sage-femme me reçoit et me met dans la salle d'auscultation : plus petite qu'une salle de pré-travail normale. Mon beau-frère pose mes affaires à l'entrée et s'éclipse dans la salle d'attente.

Je me mets sur la table, elle me met le monitoring et m'ausculte :

la sage-femme : "Le col est centré, ouvert à 1..."

C'est donc le tout début du travail ! Pas besoin de lui donner les papiers, samedi la sage-femme les avait gardés. Le "problème" à régler c'est la carte de groupe sanguin, introuvable... Elle me met un drap sur les jambes et hop, à dans 45 min ! (mais bien sûr !)

Je prends le gros coussin que j'ai vu derrière moi et hop sous le haut du dos, déjà ça va mieux ! Et tout à coup, je réalise l'erreur fatale : mon portable et mon PC sont à l'autre bout de la pièce !!!! Je n'en ai pas pleuré mais presque... Voilà, je vais me coltiner au moins une heure de monito, ça c'est sûr ! Le plus dérangeant pour moi étant le son...

Bon, au travail :

- **bassin position neutre,**
- **genoux ramenés à moi,**
- **je bouge mes pieds.**

Je ne fais que ça, tellement que le papier posé sur la table d'auscultation est en charpie !

J'en ai marre... J'entends mon téléphone sonner, mais je ne peux pas le prendre ! (Si je me lève, j'en aurais pour 1 heure de plus !) Je prends donc le truc pour appeler la sage-femme, et j'appuie.... rien... Il ne s'allume pas et la lumière rouge à côté de la porte non plus... je réessaye... pareil... OK, super...

Malgré ça, je suis plus zen que jamais, et vu que c'est le tout début du travail je me fais mes plans : monitoring fini, je repars chez moi, je ne veux pas faire tout le pré-travail dans une salle pareille !

La sage-femme revient, je lui dis que j'ai sonné et que visiblement ça ne marchait pas... Elle regarde et dit :

"Ha, mais ce n'était pas branché !"

Je ne suis pas du genre à dire des grossièretés, mais j'imagine que là ça aurait été excusable... Je me rhabille et sort dans le couloir pour voir mon beau-frère :

"C'est bon, c' est fini. Il est quelle heure ? "

mon beau-frère : "Ben 14h, je prends le boulot à 14h30..."

Verdict : le monitoring aura duré 1h30 !

La sage-femme revient, elle me dit qu'il me faudrait marcher et revenir dans une heure. Je lui réponds :

"Je rentre chez moi alors !"

Elle m'a regardée comme si je venais d'une autre planète.... c'est si débile que ça ce que j'ai dit ? Bref, je maintiens, elle répond :

"Allez marcher pour accélérer le travail, mangez un peu et revenez pour voir si ça a avancé. "

moi : "Ben sinon je peux rester là et avoir le ballon, ça marche pareil !"

la sage-femme : "Allez marcher plutôt..."

Déjà elle affiche la couleur : le ballon, c'est niet visiblement.

14h-15h : je me promène dans Toulouse, et je vais accoucher à côté de vous monsieur, oui, vous là, qui demandez de l'argent !

J'appelle le papa pour lui dire que le monitoring est fini, que c'est pas pour de suite, qu'il a le temps de finir sa journée de travail...

J'ai faim, la nourriture devient une obsession à ce stade ultime de la grossesse :

- *mon corps me dit* : mange, pour avoir assez de forces pour tenir et surtout pour la poussée.

- *ma mémoire me dit* : mange à t'en péter le ventre, sait-on jamais qu'ils te mettent à la diète comme pour le premier accouchement.

(***flash back 1er accouchement:*** le plateau "repas" :

- infusion,
- 2 biscottes avec beurre.... et c'est tout, bon appétit !

Tout ça durant 24h... *no comment*... Je rêvais d'un Mac'do, mon mari n'osait pas le ramener à la maternité... Moi je dis faut pas se gêner ! J'ai eu l'impression d'être victime de torture, franchement.)

Euh, alors les restos sont fermés, le Mac'do est à 1 kilomètre minimum... oh miracle, il y a une petite brasserie en face, elle a l'air ouverte ! Sauvée !

J'ai savouré le panini kebab et la part de gâteau au chocolat mais surtout le "tropico" (« quand c'est trop c'est tropico, coco !' ça me rappelle les rires de mon enfance, en voyant cette pub...) et oui, on n'en trouve plus de celui-là !! Ha, un plaisir régressif... très apprécié à ce moment critique !

Aujourd'hui c'est l'anniversaire de ma cousine, alors entre 2 respirations je l'appelle pour lui dire que peut-être son petit cousin naîtra d'ici ce soir !

Je me suis posée 20 minutes maxi, rester sur une chaise devenait insupportable... pour mes fesses surtout !

Allez, c'est partit pour la marche ! J'ai décidé de faire le tour de la clinique, comme ça je suis sûre de ne pas me perdre... Je souffle, je souffle !! Je n'ai pas l'impression d'être à 5 min d'intervalles là, on

dirait que ça c'est rapproché...

Je passe devant un homme assis à même le sol et qui demande de l'argent, j'exagère mon souffle et tiens mon ventre... Il ne m'a rien demandé, c'est bizarre non ? Haha !!!

Là aussi, fou rire intérieur, de faire semblant d'avoir mal ou d'être malade... je me marre toute seule en m'imaginant perdre les eaux si jamais il me dit "vous n'auriez pas une pièce ?" et voir sa tête « au secours !! Elle va poser son bébé à côté de moi ! »

Je me suis imaginée ça car j'ai l'impression de perdre à peine quelques gouttes...

J'ai fait le tour 3 fois, j'en ai marre, je veux le ballon, alors je rentre à la maternité...

15h-16h : second monitoring

La même sage-femme me prend, toujours dans la même salle vu que j'y avais laissé toutes mes affaires. C'est parti pour le monitoring, cette fois je sors mon pc et mon téléphone portable, je les mets sur la table pas loin... Seconde erreur : une fois le monitoring posé, je me rends compte que je ne peux pas les prendre ! Respire Alison, respire...

Une infirmière vient me faire la prise de sang car je n'ai pas la carte de groupe sanguin, et au passage elle en prend aussi pour savoir où en sont les plaquettes et je ne sais plus quoi... Malheureusement pour moi, elle laisse derrière elle une odeur de javel. Il faut dire que cette odeur me déplaît fortement et encore une fois, je maudis ma tête de linotte ou mes bras trop courts, ou simplement le fait que je sois toute seule pour ne pas pouvoir prendre l'huile essentielle de camomille et la respirer à plein nez !

Toujours pareil, **j'ai mis les gros coussins, je bouge mes pieds et bassin position neutre**... il me semble avoir chanté, oui je me rappelle, mais pas trop fort non plus... On s'occupe comme on peut ! Haha !

Là j'aurais aimé avoir la musique, plutôt que le son stressant du monitoring.

La sage-femme arrive, et en regardant le monito dit :

"Bon ce sont de petites contractions, c'est vraiment le tout début de travail."

Elle m'ausculte et dit :

"Vous êtes toujours à 1 et demi."

Et puis elle réfléchit et me dit :

"Vous vous sentez de rentrer chez vous ?"

J'étais dans un état d'esprit zen, j'aime ma vie et donc tout le monde, heureusement pour elle... J'ai seulement hoché la tête. Oui parce que souvenez-vous !

Quand je le lui ai dit ça à la fin du premier monito, elle m'a limite fusillée du regard comme si j'étais d'une autre planète ... bref. Et puis d'un coup elle sort :

"On dirait qu'il y a une petite fuite de la poche, je vais vérifier ça après on avisera si on vous fait rentrer."

Elle sort un long coton-tige, j'ai pouffé de rire... (oui, un rien me faisait rire !) et j'ai dis :

"ça va, c'est qu'un coton ti.. **AAAaaïïÏeeeEEEEE !!!!!**"

Souffle, souffle, soufffffllllleee !!!!

la sage-femme : "C'est rien, c'est rien, c'est juste un petit coton-tige de rien du tout." me dit-elle.

moi : "Oui ben ça fait super mal, OUI !!!!!!!!"

Ça m'a brûlé dans le vagin !!! Même après que le coton-tige n'y soit plus, ça me piquait horriblement !

la sage-femme : "Bon ben c'est clair, vous allez rester."

moi : "C'est fissuré alors ?!"

la sage-femme : "Oui, je vais vous mettre la perf à la main, et je vais voir si votre chambre est prête, comme ça vous pourrez y aller en attendant d'aller dans la salle d'accouchement."

moi : "D'accord, mais il me faut le ballon !"

Elle me met la perf à la base de la main droite, côté intérieur du poignée... et voilà...

moi : "Euh... y a moyen de cacher ça !..?"

la sage-femme : "Oui je vais vous mettre un truc, j'ai deviné en voyant votre tête !"

Un gros pansement et hop, MERCI !

Je regarde mon portable... 1h de monito... ça va ! Moins pire que ce que je pensais !

16h00-16h20 : la femme au couloir

J'attends dans le couloir, et là je décide d'accélérer le déclenchement naturel, hors de question de finir comme la première fois...

Je stimule donc un point de digitopression : à la main gauche, entre le pouce et l'index.

Je sens directement une contraction ! Je souffle, en stimulant sans cesse le point... Je marche, je marche... Je souffle, je souffle... Je regarde ma main gauche, un gros bleu se forme et ça me fait plus mal que les contractions... Je décide d'arrêter, je l'ai fait 15 min, je pense que c'est suffisant, mais j'avoue avoir senti une différence depuis au niveau des contractions.

Envie d'aller faire la petite commission, et là une mauvaise surprise, très mauvaise : uriner me brûle, pareil qu'une infection urinaire ! J'ai pensé '*Allez, même pour faire pipi faut que je souffle...*'

Merci monsieur le coton-tige...

Toujours à rigoler pour un rien, je vois un couple (dont la femme est enceinte, évidement) et une autre femme qui fait la visite guidée (elle était habillée normalement, donc pas l'air d'être de la clinique.), elle dit :

"Voilà, là c'est les portes pour l'accès aux salles d'accouchement... le couloir... là c'est les salles de pré-travail… bla

bla bla…"

La femme enceinte, l'air super stressée, l'homme l'air "qu'est-ce que je fais ici" et la femme/guide, elle n'a même pas montré une pièce incontournable : **<u>les toilettes</u>** !

Elle n'a même pas fait visiter une salle d'accouchement... Bref, elle n'a pas tout expliqué.

J'aurais fait mieux !!

Et là j'ai une idée bizarre: la pauvre femme, s'il faut, la "présentatrice" c'est sa doula (je ne voyais que ça). Ben elle n'est même pas capable de rassurer la future maman sur les lieux où elle va accoucher, elle est mal barrée ! Elle a même pas expliqué le monitoring en montrant la salle de pré-travail, elle ne lui a rien expliqué du tout et encore moins la planque pour les grosses serviettes hygiéniques et alaises (incontournable, si si, vous verrez plus loin dans le récit) !! Elle n'a même pas montré les toilettes ! Scandaleux !

Et là je me marre !!!!

On passe le temps comme on peut, n'est-ce pas...

La sage-femme arrive, au bout de 20 min et me dit :

"Votre chambre est prête, je vous aide à y mettre vos affaires."

16h30-18h : moi et le ballon... le début d'une grande aventure !

Et là j'arrive dans la chambre... wow ! Une chambre rien que pour moi, sans personne d'autre à côté ! Merci la vie de salarié ! (le papa était artisan à son compte lors du premier accouchement, et la chambre simple était non remboursée par la mutuelle des artisans... J'avais donc pris chambre double.)

On y pose mes affaires, et je demande le ballon vu qu'il n'était pas dans la chambre.

la sage-femme : "Je vais vous le chercher, j'arrive."

A peine le temps de mettre mes affaires dans la salle de bain, le ballon pointe le bout de son nez !!! Et là :

Vision d'horreur : il est tout poussiéreux !

Allez hop, je le chevauche malgré sa couleur bleu (ben oui, vive le rose, ça aurait été assorti à mon maillot !) et la poussière qui le recouvre...

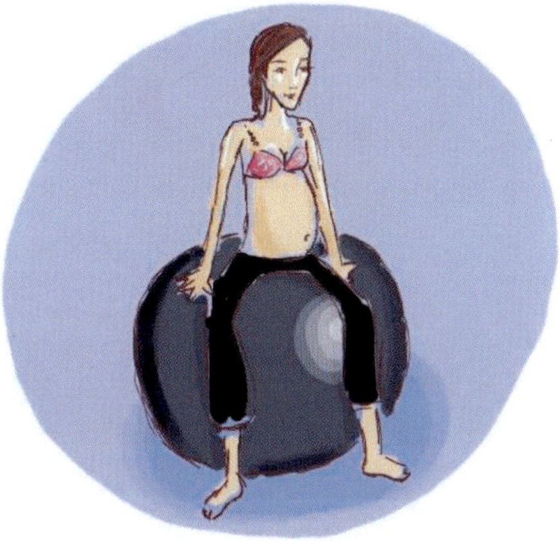

Crédit image : Floriane Sordes

Je l'apprivoise...

...il me plaît bien finalement !

Je me rends compte qu'il faut que je me tienne, je m'avance près du lit et me tiens à la barre de fer qui le soutient.

J'appelle le papa, pour lui dire qu'il vienne directement à la chambre 204, qu'il ne se presse pas pour sortir du travail, qu'il fasse comme d'habitude, le bébé ne va pas sortir de suite...

Je fais des cercles, pieds tournés vers l'extérieur, je souffle... Et je m'ennuie...

J'attends le papa pour qu'il me fasse rire, rire toute seule j'en ai un peu marre...

Je m'aperçois que sa présence me manque, qu'au fond de moi je veux qu'il soit là... Mais aussi que mon pantacourt est humide, à cause de cette mini fuite de la poche des eaux et d'un peu de sang qui s'écoule... Je prends donc une grosse serviette hygiénique de la maternité, qui est dans le placard de la chambre, sous le lavabo pour laver bébé et je la mets directement à même le pantacourt. (voilà, vous avez l'information salutaire/ top secret/ VIP maintenant !)

17h30, le papa est enfin là !!!

Je suis heureuse, finalement je pense que c'est une bonne chose qu'il soit présent, on verra la suite, s'il reste jusqu'au bout et si sa présence ne me gênera pas. Déjà en le voyant, il a illuminé la pièce !

Le papa fait l'inspection de la chambre : une grosse chauffeuse en simili cuir qui peut se transformer en lit une personne, le top !! Il était trop heureux !

Il me dit : "Je vais pouvoir faire une bonne sieste quand j'en aurai besoin !"

Je lui explique ce qu'est la respiration que je pratique et pourquoi je mets mes pieds de telle façon et pourquoi je bouge sur le ballon.

18h-19h30 : Vous avez vraiment le droit de manger ??

Voilà, je suis sur le ballon, à faire la **respiration du tube de dentifrice**.

Le papa en profite pour tester la douche : menuisier est un métier "salissant" à cause de la poussière de bois. En sortant il me dit :

"Je n'ai pas de vêtements de rechange..."

Ben, ça, ce n'était pas prévu non plus.

Le plateau-repas arrive vers 18h30, la tête de la dame qui me l'amène, en voyant que j'étais encore enceinte :

"Ha bon, ils vous laissent manger ?"

Sympa...

"Ben oui, heureusement, il me faut des forces !"

"Ha..." avec une tête qui voulait dire : « Vraiment ils font du n'importe quoi »... J'ai halluciné !!

Menu : potage, pain, yaourt, et un plat avec du poisson et des pâtes.

J'ai pris la moitié du potage et à la deuxième bouchée de pâtes avec le poisson, j'ai cru vomir. Le pain impossible et le yaourt je l'ai mis dans le petit frigo direct... (vive le luxe de cette chambre !)

***Conclusion* : mon corps n'a plus envie de manger, il est désormais concentré sur la sortie du bébé... heureusement que j'avais mangé à midi !**

Le papa a faim, normal. Je lui dis d'aller chez mes parents, comme ça

il expliquera à notre fille que le bébé sortira cette nuit, qu'elle dormira chez son papi et sa mamie.

19h00 : La dame revient chercher le plateau :

"Ha mais vous n'avez rien mangé ?!"

moi : "Je n'y arrive plus, j'ai cru vomir..."

Elle repart avec un air compatissant.

Le papa part et dit :

"Finalement j'aurai dû attendre de prendre la douche à la maison du coup !"

Haha Désolée, c'est vrai que ça tombait sous le sens mais bon...

En attendant, on me laisse tranquille, pas de sage-femme en vue ! Donc pas de monitoring, HOURRA !!!!!!!

19h15-20h30 : seule au monde

Me revoilà seule...

En général cela ne me pose aucun problème, mais là ça devient pesant... et ennuyeux comme la pluie. La simple présence du père de mes enfants m'apparaît alors vitale pour mon accouchement, même s'il ne fait rien de spécial.

Je regarde mes fiches et récite les **pensées positives suivies d'une prière**.

Mon mari ne m'a pas dit à quelle heure il rentrerait, mais je me doute bien que ce sera vers 21h, le temps de manger et coucher notre fille...

Je continue mon petit rythme de croisière, **mouvements sur le ballon et respiration du tube de dentifrice**. Le temps est long... toujours personne...

20h00: Une sage-femme arrive, toute souriante (elle vient donc de commencer sa journée de travail !).

Elle se présente (hélas je n'ai pas retenu son nom, ni même celui de toutes les autres !! Pour mon premier accouchement je me souviens de tous, pour celui-là non...)

Elle me demande où ça en est, si j'ai mal, si je veux la péri... bref on papote un peu...

Et puis elle me dit :

"On va faire un petit monitoring pour voir un peu où ça en est, et je vous ausculterai après."

Je réponds de suite :

"Allongée sur le dos ?"

la sage-femme : "Oui"

moi : "Non mais parce que ça fait mal !" avec un air de chien battu. Oui j'ai osé...

Elle ne m'a pas répondu, a fait un oui timide de la tête avec un air 'navrée'.

Puis elle me dit :

"Je repasserai vous le faire un peu plus tard, pour vous laisser un peu tranquille..."

Elle s'en va.

Et le papa arrive !!!

20h30-21h30 : la voix du père de mes enfants est la meilleure des musiques...

Voilà, sitôt arrivé sitôt sollicité : monsieur me met la musique d'une heure, pour voir où en sont mes contractions...

La musique dure une heure, c'est la même, en boucle donc.

le papa : "Ha mais c'est toujours pareil ?"

moi : "Oui, désolée... c'est pour que je n'ai qu'à compter les contractions que j'ai pendant une heure, sans avoir besoin de regarder la montre, et calculer l'espace entre chacune... tu veux baisser le volume ?"

le papa : "Non non, ne te dérange pas pour moi."

Il déplie la chauffeuse et s'en fait un lit... Il s'y installe, fait sa vie... Il a même amené son ordinateur portable et a réussi à se connecter au wi-fi de la maternité... Au passage il connecte le mien aussi (ce qui fait que dès mon accouchement, j'ai pu voir mes mails le jour même ! Chose que je pensais improbable.)

Il ferme les volets roulants, met une lumière tamisée. Je suis toujours à la respiration du tube de dentifrice, un peu plus soutenue...

La musique prend fin, j'en ai eu tellement ma dose que je n'en remets plus aucune !

Et puis je n'en ai pas tant besoin, le son de la voix du papa me suffit amplement (j'ai l'impression de régresser comme pour un premier amour de jeunesse ! haha !)

Je suis relaxée, confiante et sereine.

21h30-22h30 : LES chocs de taille

Une dame entre, je vois sur sa chemise ***« aide-soignante »***. Elle se présente et me dit qu'elle vient me mettre le monitoring car sa collègue la sage-femme est très sollicitée et ne pourra venir le mettre...

PARDON ???

Premier choc...

J'étais sur mon ballon, mais je serais tombé sur les fesses comme on dit ! Parce que là je suis stupéfaite de ce que j'apprends : la sage-femme est épaulée par une aide-soignante.

Ça tombe sous le sens, mais je ne l'ai jamais entendu ni vu... et encore moins qu'une aide-soignante vous met le monitoring !

L'aide-soignante : "Vous êtes bien là sur le ballon, on peut vous mettre assise sur le lit si vous voulez !"

Deuxième choc...

Pour information : souvenez-vous, aucune sage-femme ne voulait me le mettre assise !

Elle m'installe. Je me doute bien que ce monitoring sera long, si la sage-femme est *surbookée*, elle viendra dans le meilleur des cas d'ici 1h30... En même temps j'ai réussi à feinter pour en avoir moins, et à repousser au maximum... Et honnêtement, les contractions se gèrent à merveille, alors je ne vais pas faire ma pénible.

On papote, et là elle me dit que l'on ne peut pas le mettre directement quand je suis au ballon, car le récepteur qui prend mes contractions ne fonctionne pas quand il y a du mouvement.

Au moins ça a le mérite d'être clair : jamais je n'aurai le monito sur le ballon, contrairement à ce que me disait ma sage-femme de la prépa' ...

Troisième choc...

Elle s'en va, et je me mets en position pour le monito : **bassin position neutre, genoux vers moi, et on bouge les pieds intérieur-extérieur... toujours la respiration du tube de dentifrice.**

Je dis au papa que normalement il doit durer 45 min.

Au bout de 20 min, une envie d'uriner... juste horrible, je peux plus me retenir ! Système D : obligé de faire de suite sur le lit, si je me lève j'en aurai pour 1 heure de plus !

Je dis au papa de prendre 2 grosses alèses dans le placard, et de me les donner, je n'en peux plus ! La contraction finie, je fais sur les elles, où encore une fois il me faut souffler pour ne pas avoir mal, encore merci monsieur le coton-tige...

Au final, le monitoring aura duré 1h15.

La sage-femme arrive très désolée, elle s'est excusée je ne sais combien de fois. S'en était un peu gênant même :

"Je suis désolée, j'étais en urgence... Vraiment désolée... Ha mais je vois que ma collègue vous l'a mis, elle a bien fait, encore désolée..." me dit-elle avec sa voix douce tout en reprenant son souffle.

Elle fait alors sortir le papa pour m'ausculter.

Je me voyais entendre : vous êtes à 6, c'est pour bientôt...

Elle me donne le verdict : "Vous êtes à 3."

3........3.........3......3......3......................

Pitié !!! Ma parole c'est trop long !!! Moi qui me pensais en plein travail, je suis vraiment en pré-travail !!

Quatrième choc...

Bref, elle laisse l'appareil de monito dans ma chambre et s'en va.

Je me remets sur le ballon, et commence à installer des coussins sur le lit et à les surélever : comme ça je pourrai bien me reposer entre chaque contraction.

Je regarde ma main gauche : le bleu n'est pas parti. J'essaye quand même de stimuler le point, mais la douleur est trop forte, j'arrête.

Je sors mes huiles de massage de mon *vanity** et je commence à les utiliser, un petit peu car il faut que ça me tienne toute la nuit, visiblement mon fils n'est pas pressé !

J'explique au papa les huiles que j'ai préparées et leurs rôles.

Nuit blanche en perspective, génial pour accueillir bébé !

22h30-23h30 : un accouchement serein, ça se mérite visiblement...

**voir article sur le blog*

Le papa s'allonge sur son lit, histoire de somnoler... Et moi, je commence à avoir un peu plus mal.

Au bout de 3, 4 contractions, je me rends compte que la respiration du tube de dentifrice devient inefficace.

Je me laisse alors visualiser la vague qui représente la contraction. J'y arrive très bien, pas besoin donc de mettre la musique de vagues pour m'aider... La respiration doit être changée, j'essaye de sortir un son rond : incroyable ! Cela fonctionne très bien ! Je n'ai pas mal, je maîtrise même l'intensité de la contraction !

Je laisse la vague monter devant moi en visualisation, et, toujours sur le ballon, je descends mon bassin pour que le bébé glisse dans le bassin, comme dans un toboggan.

Une fois la vague au sommet,

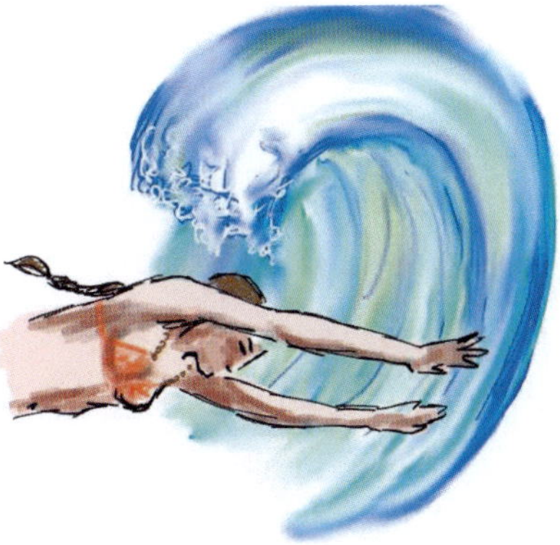

je me vois plonger dedans pour en sortir,

et ainsi

sortir de la contraction !

Crédit image : Floriane Sordes

Quelques secondes plus tard elle se termine.

J'ouvre les yeux, regarde le papa, qui lui me regardait (avec au passage, une expression bizarre ! Haha !) ; et je lui dis :

"La respiration que je faisais ne suffisait plus, les contractions faisaient bien mal, en faisant ce 'chant', ça a largement soulagé la douleur, j'hallucine !"

Et là je m'affale sur les coussins ! Je me relaxe au maximum, pour gérer la contraction suivante...

Je la sens arriver, et là je me surprends à dire cette phrase :

"J'accepte la douleur et je la maîtrise." Et de suite après, **visualisation de la vague...**

J'ai fait ça pour chaque contraction, je devais en être à la 5ème quand pendant la gestion de celle-ci, j'entends la sage-femme qui rentre dans la pièce et donc qui me voit... Je me disais : *'reste concentrée, fais comme si elle n'était pas là.'* (Vu que je débutais dans l'utilisation de cet outil, être regardée devenait un peu gênant, même quand le papa était dans la pièce, j'ai pris sur moi pour le faire quand même.)

La contraction finie, j'ouvre les yeux et me tourne sur ma droite et je la vois, avec un large sourire plein d'admiration (et là ça devenait encore plus gênant...) :

la sage-femme : "J'ai la réponse à ma question !"

Je souris.

la sage-femme : "Je voulais savoir où ça en était, visiblement les contractions sont plus intenses !"

moi : "Ha ça oui !"

la sage-femme : "Vous avez fait une préparation en chant prénatal ?"

moi : "Non, juste en sophrologie, mais j'ai testé la sortie d'un son rond, et ça marche super bien !"

la sage-femme : "Oui, et quand la contraction monte, il devient aiguë pour ensuite devenir de plus en plus grave quand elle redescend ... mais beaucoup de femmes n'osent pas le faire."

Merci, elle m'a donné la technique de cette méthode : je ne faisais que sortir le son, sans variations, finalement voici ce qu'il faut faire :

- quand la contraction monte, on monte crescendo, le son est donc un timbre de voix au-dessus de la normale,
- une fois plongée dans la vague, faire le son de plus en plus grave, jusqu'à la fin de la contraction.

J'ai donc testé cette technique à la contraction suivante, la sage-femme était encore là... Verdict : encore plus efficace que de simplement sortir le son ! Incroyable !!!

la sage-femme : "Mais ça sent bon, on se croirait en vacances !"

moi : "Ha oui, ce sont mes huiles de massages...."

la sage-femme : "Bon, je vois que vous maîtrisez bien les

contractions, on va faire le monitoring... "

Puis elle réfléchit... et me dit :

"On peut même vous le faire sur le ballon, puisque la gestion des contractions est bonne, comme ça on ne prend que le cœur du bébé."

J'ai eu un sourire de soulagement jusqu'aux oreilles, mais j'étais stupéfaite aussi !

QUOI ??? Alors ce serait donc ça ??? Il suffit :

- ✔ **de sortir un son rond,**
- ✔ **d'être en mouvement sur le ballon,**
- ✔ **de pas avoir une tête d'agonisante,**

et on vous laisse tranquille pour le monitoring !

Je suis à la fois heureuse et dégoûtée.

Dégoûtée pour toutes les autres femmes qui n'ont pas eu cette chance, cette connaissance, car je n'en ai jamais entendu parler, ne l'ai jamais vu, cela relevait du surnaturel ou du mythe....

J'ai appris qu'un accouchement serein dans une structure médicalisée se mérite, et dans ce sens ça me dégoûte, parce que pour moi c'est un droit inhérent à chaque femme...

Elle me met donc le récepteur, et en avant la musique... Puis elle fait quelque chose que je ne soupçonnais pas faisable : elle baisse le volume !!!

HA BON ?! C'est possible ça aussi ??? Ma parole, je suis dans une autre dimension !!!

Mercredi 11 janvier 2012

00h00-03h00 : le chant des sirènes...

Le papa s'endort, et moi je continue mon train de vie...

Quand il sort de sa sieste, je lui demande si mon chant ne le dérange pas, sa réponse :

le papa : "Au début un peu, mais après ça berce !! Ça faisait bizarre au début aussi, on se croirait à la mosquée... après on s'y habitue. "

Haha !! Ce moment aurait été drôlement ennuyeux sans lui !

Je lui explique les effets de ce chant et le travail de visualisation que je fais en même temps.

le papa : "Mais il ne faut pas arrêter la contraction, sinon elle ne fait pas son travail, il faut qu'elle ouvre le col !" me dit-il.

moi : "Mais elle le fait son travail, dès qu'elle arrive à son sommet, le col s'ouvre, je n'ai pas besoin de la laisser durer plus longtemps après..."

On décide donc de faire l'expérience :

Je ne fais que sortir le son, sans visualisation, sans maîtriser la contraction, juste en soulageant la douleur... Attention, chronomètre en main... la contraction arrive... 3...2...1... partez !!

Je sors le son 'O' en fermant les yeux, et je chante, je chante... c'est long... la contraction stagne... elle descend doucement et finit au ralenti...

Ça y est, elle est ENFIN terminée !

Devinez combien de temps elle a duré ?

1 minute et 50 secondes

On a halluciné !! J'ai alors compassion pour les femmes qui vivent ça, sans savoir comment apprivoiser la contraction, et encore moins soulager la douleur et qui forcément appréhendent la venue de la suivante !

Parce que oui, la suivante est arrivée très vite, 20 secondes après, donc vraiment pas le temps de récupérer entre les contractions !

Il a donc continué son chronométrage, voici les résultats :

durée d'une contraction maîtrisée : 50 secondes

durée entre chaque contraction maîtrisée : 1 minute

Tout le temps, comme une horloge...

J'ai été plus que ravie de ce moment, je l'avais visualisé en sophrologie. Vous savez, le seul moment où j'ai vu le papa à mes côtés, ben il faisait le chronomètre et me disait " Tu gères trop bien"....

En réalité il ne me l'a pas dit (ce jour-là du moins...) mais l'avait dit à ses proches qui l'appelait pour savoir où ça en était.

Cette expérience était exactement ce dont j'avais besoin et elle m'a donné une grande admiration pour le père de mes enfants, qui faisait exactement ce que je voulais sans que je le lui demande...

'Que va t-il me réserver par la suite ...? Va-t-il vraiment m'apporter quelque chose d'extraordinaire durant mon accouchement ..? '

Je continue mon travail, en me massant le bas-ventre surtout... ça sent tellement bon, une réelle découverte parfumée* car je ne pensais pas autant aimer le parfum de la rose, une envie de partir sur la plage, je m'y croyais vraiment... Tellement que je cherche mon

monoï... *'ah oui, je n'en ai pas pris... '* un petit pincement au cœur : cela aurait été la cerise sur le gâteau !

Je me vois m'en mettre sur les bras, respirer ma peau embellie par ce doux parfum des îles et qui amène à rêver d'un sable chaud sous les pieds et d'une eau claire et turquoise jouant avec les jambes.....

ha......

une contraction arrive...

Oui du coup c'est plus le même rêve là !

Je gère donc la contraction, et une fois terminée...

je tombe sur les coussins...

...

et je m'endors !

**voir dans le blog*

Le réveil fut brutal... très violent. La vague de la contraction m'a percutée de plein fouet, pas le temps de la maîtriser, juste de la prendre telle quelle et de soulager la douleur tant bien que mal, sans la faire finir comme je le voudrais...

La douleur était terrible...

moi : "Je me suis endormie..."

le papa : "Ha mais c'est bien, tu t'es reposée..."

moi : "Non ce n'est pas bien, je ne suis plus concentrée quand je dors, du coup je me suis prise la contraction de plein fouet, ingérable... ça m'a fait trop mal..."

L'aide-soignante revient, pour voir où en est le monitoring :

"Ha, elle vous l'a laissé sur le ballon ! "

Avec un grand sourire... *'Pourquoi c'est pas elle qui aide à accoucher, elle s'y connaît mieux en relations humaines visiblement !'*

l'aide-soignante : "Ho mais regardez, il fait la sieste !"

moi : "Ha bon ??? "

l'aide-soignante : "Oui, il est à 126... ha mais oui, c'est bien un rythme de sieste, c'est constant... regardez !"

Elle me montre la feuille, effectivement !

Incroyable, en calculant le temps, on voit que lorsque j'avais une contraction, monsieur dormait ! Comment il fait, moi la contraction me réveille !

Bref, le cœur du bébé va à merveille, l'aide-soignante s'en va...

J'ai dû demander l'heure au papa, et là... un autre chant fait son entrée sur la scène... J'ai sommeil, j'en peux plus de veiller, ça fait plus de 17 heures que je n'ai pas dormi, mon corps commence vraiment à être fatigué.

Le chant de la **sirène « incertitude »** s'installe :

"Tu n'y arriveras pas... c'est trop long et tu n'es pas endurante, tu le sais bien ! »

Mais le pire chant fut celui de cette sirène-ci :

"Fais la péridurale..... Tu pourras enfin dormir avec.... Tu en as marre de faire ce travail de visualisation et de chant, tu le sais bien.... Fais la péridurale et tout ça sera fini, tu as assez travaillé... Reposes-toi maintenant !"

Oui, c'est la **sirène de la « paresse »**, la flemme de travailler dur pour la naissance de son bébé !

J'ai lutté... mais plus la force... Ces chants résonnaient dans ma tête, une réelle tentation... presque un supplice...

Les contractions s'enchaînent, et ma seule volonté ne suffit pas, je me vois en train de dormir après la péri... je succombe déjà en pensée... je suis foutue !

Je regarde le papa, qui dort... ou somnole, je ne sais plus trop.

moi : "Après ma contraction, tu voudrais bien me donner une bénédiction ? Parce que là j'ai plus de forces..."

le papa : "... Oui... d'accord..." Il s'étire.

moi : "Désolée de te réveiller..."

le papa : "Pas grave..."

La contraction finie, il arrive vite, me fais l'onction et pose ses mains sur ma tête...

Un instant indescriptible, avec beaucoup de courage et de vaillance donnés à travers les paroles dites. Les mots pénétrant mon cœur, et chassant ces pensées pour laisser place à des encouragements...

Voici deux phrases que je partage avec vous, « Continue d'utiliser ces outils... Je te bénis pour que tu aies de la force pour mener à bien ce travail... »

Oui, Dieu vit, et il me fait savoir que ces outils que j'utilise sont bons, et qu'ils sont nécessaires pour avoir un accouchement dans les règles de l'art... Il m'aide en me donnant de la force, la sienne. Je sais qu'il m'aime et qu'il me soutient, il n'y a rien de plus beau au monde que d'avoir l'aide divine, surtout dans un moment pareil.

Un des sentiments que j'ai depuis le début de la grossesse concernant l'accouchement, c'est de savoir comment faisait Ève, la première femme a avoir enfanté... Je pense n'être pas loin de ce qu'elle a fait, du moins en utilisant ces outils et en faisant appel à la prêtrise.

Je n'ai plus cette irrésistible envie de succomber à la péridurale, ma confiance en mes capacités est revenue, et mon obstination à continuer jusqu'au bout ne faiblit plus !

03h00-05H00 : on est bien ici...

Je décide de faire la sophrologie et plus particulièrement **le message dans la grotte**.

Dès la fin de la contraction, je me mets en demi-sommeil, en 10 secondes chrono :

Je rentre dans la grotte facilement vu que j'avais laissé la porte à peine entre-ouverte. Je cours au mur : je lis ce qui est écrit, et je décolle le texte (comme on tire une feuille d'un calepin). Je le plie en plusieurs fois et le mets dans ma poche... La grotte se met à trembler, des pierres tombent... Je cours vers la sortie et sors de mon demi-sommeil...

La contraction arrive aussi, juste le temps de dire ma pensée positive et hop, la vague arrive sur moi ! Je suis fière de moi, j'ai réussi mon challenge !

Quelques minutes plus tard, la sage-femme arrive :

"Bon, on va vous ausculter un peu quand même ! Pour voir où ça en est..."

Le papa sort.

la sage-femme : "Alors, vous êtes à 5... On pourrait vous amener en salle d'accouchement, vous en pensez quoi ?"

moi : "Pourquoi pas !"

Allez hop, vite tant que je n'ai pas de contraction !! Ça fait bizarre de marcher, tellement habituée à chevaucher mon ballon !

la sage-femme : "Vous voulez que le papa soit présent ?"

moi : "Oui, mais bon il a dû aller se promener, il trouvera bien où je suis, il sonnera !"

On arrive donc devant les portes des salles et on entre !

Première à droite : une petite salle avec un lit 1 place, bref, vision d'horreur pour un accouchement naturel, surtout dans cette clinique qui possède de magnifiques salles natures...

la sage-femme : "Vous ne voulez pas mettre vos chaussures ?"

moi : "Ha non, pieds nus ça me va très bien !"

Elle me présente à sa collègue en disant :

"Voilà je t'amène cette femme qui a un accouchement très zen, en plus elle sent les vacances !"

J'étais là, pieds nus, avec mon pantacourt noir et mon haut de maillot de bain triangle à fleurs fuchsia avec des perles en bois sur les bretelles, une tresse qui depuis le temps ne ressemblait plus trop à ça, mon vanity fuchsia dans la main droite, et un sourire de shootée en prime (enfin c'est l'impression que j'avais, il faut dire la fatigue me donne le même effet !).

La nouvelle sage-femme me regarde et direct me lance :

"Vous voulez la péridurale ?"

Après le chant des sirènes, voici le cri de la poissonnière... Il en faut du courage dans ce monde pour oser accoucher naturellement quand tout va bien !

moi : "Non merci, pour l'instant je gère très bien."

la sage-femme : "Bon ben si vous n'en voulez pas, c'est pas obligé de venir de suite, il n'y a que cette salle de libre, et elle est vraiment faite que pour la péri donc bon, ce serait dommage que vous fassiez le travail ici, surtout que vous êtes pas sur le point d'accoucher de suite…"

Bon ben, retour dans la chambre ! Tiens, le papa qui arrive dans le couloir ...

Je me rassois sur le ballon, et je lui raconte le périple.

Sourire aux lèvres, je préfère largement être ici que là-bas... Sauvée ! Finalement, on est bien ici... J'ai l'impression de vivre un accouchement à domicile.

Je lui dis que je suis à 5, que normalement dans 5 heures c'est sûr, notre fils sera sorti !

Je continue mon effort, en buvant un peu d'eau... La faim quant à elle ne se fait pas ressentir... Mon coup de fatigue est passé, je suis une vraie pile !! Je me dis qu'il me reste 5 heures, les dernières, j'ai donc fait la moitié du chemin vers la rencontre avec mon fils, alors allez, courage !!

Le papa se rendort, et moi je le berce toujours avec mon chant de "mosquée".

J'avoue avoir envie qu'il me filme, juste pendant une contraction pour voir ce que ça donne, mais je n'ose pas lui demander... en même temps, je n'ose pas voir ma tête qui ne doit être pas si jolie à voir... haha ! Je profite de cette pensée pour me recoiffer.

Je prépare les affaires de mon fils, je les mets sur le cocon dans lequel il sera installé dans son berceau car je veux que ce soit ses premiers vêtements portés. Voilà, tous les détails sont prêts, le papa saura quoi amener quand mon fils sera parmi nous... (NB : finalement Monsieur n'avait pas compris que les vêtements mis de côté étaient les bons, il a ramené la valise entière... haha ! Je ne lui en veux pas, enfin, plus maintenant...)

Je me lève pour aller aux toilettes... et oui, je souffle encore, j'ai vraiment la totale au niveau souffle ! Et là, surprise ! Mon ventre !!!!! Il est tellement bas, mon fils est descendu !! Je dis alors à mon mari, avec un sourire d'hystérique :

moi : "Regarde, il est descendu !!! " (Souvenez-vous, pour mon premier accouchement, ma fille remontait au lieu de descendre, c'est pour cela que j'avais fini avec une césarienne... D'où mon hystérie : il descend, alors je n'aurais pas cette fin !) »

La sage-femme entre pour me mettre le monito, puis repart, vu que tout va bien...

Après une contraction, je vois le cœur de mon fils s'emballer, je pose de suite la main sur mon ventre et **lui dis en pensées** : "ça y est, c'est fini, calme-toi.... voilà, calme-toi..." Je respire profondément en même temps... Son cœur est passé de 156 à 135 en quelques secondes !

Je le dis au papa, et lui explique la fourchette : 120-140...

Les minutes défilent vite et j'ai pourtant l'impression que le temps se fige...

La sage-femme revient :

"Allez, vous pouvez venir, une salle s'est libérée."

Je reprends mon ***vanity****, le papa me suit avec mon ballon... On sort de la chambre et la porte se ferme. Je ressens un petit pincement au cœur, ça ne m'aurait pas du tout dérangé d'y accoucher !

05h00-08h00 : En salle d'accouchement...

Elle nous conduit donc dans le couloir, on passe les portes battantes et *'bienvenue dans le couloir de la mort '(je n'avais pas pu m'empêcher de le penser...haha haha)*

moi : « J'ai hâte de voir la nouvelle déco de ces salles !!! »

Et nous y voilà… J'ai été juste surprise... :

la sage-femme : "Cela valait le coup d'attendre, vous avez la salle la plus grande !"

En effet, pour avoir de l'espace !!

J'étais contente, mais j'avoue avoir un pincement au cœur pour l'ancienne déco, qui avait des fresques de nature sur les murs... Celle-ci est sobre, blanc en haut et pourpre en bas, mais bon, on n'arrête pas le progrès ! On dirait Stars Wars

Elle nous laisse prendre place et découvrir les lieux, en nous indiquant le coin toilettes et douche à l'entrée de la chambre : immense aussi...

Dès mon arrivée dans cette salle elle me donne des médicaments, des antibiotiques apparemment :

la sage-femme : "Parce que votre poche est fissurée depuis plus de 12h maintenant..."

moi : "J'ai pas le souvenir d'en avoir eu pour mon premier accouchement qui s'est fini en césarienne."

la sage-femme : "Ha bon, pourtant c'est la procédure... Peut-être ils vous l'ont mis dans les perfs !"

Ha oui, en effet, ce devait être ça... J'ai voulu feinter, ne pas les avaler et prétexter une envie pressante pour les recracher, mais l'autre sage-femme dit :

"Ha bon c'est que deux que tu lui donnes... Moi je donne quatre d'un coup pour la première prise. "

la sage-femme : "Mais il me semble bien que c'est deux et ensuite les deux autres plus tard !"

la sage-femme : "Ha bon... ?"

Bref ! Haha Très rassurant ce dialogue ! Je fais quoi alors ? Ben vu qu'elles vont m'en donner d'autres, imaginons que j'ai une perf... Si je ne prends pas la première fois, ça peut être grave par la suite...? Dans le doute, j'avale donc les gélules.

Je me mets à gauche du lit extra large où en face il y a une chaise d'accouchement avec une écharpe suspendue au-dessus. Je suis à côté du monitoring, sur mon ballon. Le papa s'allonge à terre derrière.

Le papa : "Finalement c'était mieux ta chambre, au moins j'avais un lit."

moi : "Ben va sur celui-là, je ne m'en sers pas encore !"

le papa : "Ben je ne sais pas si je peux..."

Il n'osait pas, et ça se comprend !

L'autre sage-femme (celle qui maintenant s'occupe de moi, l'autre je ne l'ai plus jamais revue) :

"Vous avez eu raison d'attendre, cette salle vient juste de se libérer ! C'est la plus grande du service ! Là vous avez une chaîne hi-fi pour mettre de la musique (à droite du lit, après la chaise, un truc noir sur le mur), et vous avez la télé juste là (en face du lit, écran plat très grand sur le mur)..."

Honnêtement là j'ai été gênée... des questions se bousculent dans ma tête, et je me sens mal à l'aise... pourquoi tant d'espace, tant de trucs sophistiqués, sachant que la télé on s'en fout quand on accouche !!!!! Pourquoi elle ne m'a pas expliqué la chaise en face au lieu d'insister sur le fait qu'on peut mettre de la musique si on a un cd ? Pourquoi tant d'argent jeté par la fenêtre dans cette salle, et la "mini" salle d'eau !! (j'aurais pris une photo vous verriez ce que je veux dire, on pouvait entrer à 10 dans ces "toilettes" et à 5 dans la douche !!)

Je ne me sentais pas à ma place, tout ça ne me correspondait plus, vraiment plus du tout...

Une fois partie, je me tourne vers le papa, qui visiblement pense pareil. On en parle et mon sentiment est conforté, il ne comprend pas non plus pourquoi tant de choses inutiles... la télé l'a perturbé aussi... (On est pas anti-télé, mais il ne comprend pas pourquoi elle est là dans un moment pareil !)

Elle revient pour m'ausculter, le papa sort.

la sage-femme : "Vous êtes à 6..."

Elle me met le monito comme avant, je suis sur mon ballon. Mon mari rentre.

Je lui demande comment régler le lit... et là je fais mon travail...

La contraction finie elle me regarde, un peu comme si ce que je faisais relevait du surnaturel :

la sage-femme : "Vous avez fait une préparation spéciale ?"

moi : "NON... (un peu blasée de ces sages-femmes qui n'ont jamais vu de femmes accoucher comme ça visiblement dans cette clinique... et qui ne les encourage pas à le faire non plus apparemment...) J'ai juste fais une prépa' classique avec un peu de sophrologie."

la sage-femme : "Ha... c'était qui la sage-femme ?"

moi : "A Portet, la sage-femme X ."

la sage-femme : "Ha, je ne connais pas..."

J'ai failli pouffer de rire ... ' *ha bon, y a des sages-femmes superstars dans le coin ?Alison, soit gentille...'* non je ne lui ai pas répondu ça, je n'ai rien répondu d'ailleurs...

Bref, elle voit que je maîtrise, que je n'ai pas mal, alors elle reste un peu, normal, pour voir où j'en suis, redemande si je veux la péri...

moi : "Non merci, j'y arrive bien alors bon..."

la sage-femme : "Oui, mais je vous demande parce qu'après il arrive un moment où ce sera trop tard..."

moi : "Oui je comprends, mais là je n'en veux pas."

la sage-femme : "Bon, ben, si jamais vous avez besoin vous sonnez !"

moi : "D'accord..."

Elle me regarde et s'en va... et je la sens un peu blasée de ne rien pouvoir faire !

Là encore j'ai senti que ce n'était plus ma place un accouchement en maternité... la sage-femme se sent inutile quand la patiente gère son travail très bien toute seule... Cela ne m'intéresse pas de revoir tout ça si j'ai un troisième accouchement...

Le papa s'allonge sur le lit, il avait eu son autorisation quand elle l'a vu allongé par terre, et vu que je n'utilise pas le lit !

moi : "Alors ce lit, il est comment ?"

le papa : "Ha, ça va ! On peut régler la tête en plus !" Avec un grand sourire.... Comment rendre un homme heureux… haha !

J'ouvre mon ***vanity****, regarde mes fiches. Je fais ma prière, récite mes phrases de pensées positives...

L'heure passe et la sage-femme revient. Je sortais d'une contraction ratée, car je venais de m'endormir juste avant. Je le lui dis, et elle me répond tout sourire :

"Ha mais c'est très bien, au moins vous êtes très détendue !"

moi : "Oui, mais le problème c'est pour la contraction qui arrive, comme je ne suis plus concentrée, ben j'ai du mal à m'y remettre, et ça me réveille brutalement !"

Auscultation.... et là je n'arrive pas à me lever pour descendre du ballon !!! Le papa m'aide avec elle : chacun d'un côté !

moi :"On dirait une vieille !!!" et je me marre... La fatigue n'aide vraiment pas.

Le papa sort (encore).

La sage-femme :"Vous êtes à 7... La poche des eaux est très tendue, dommage qu'elle ne se rompt pas là, car cela empêche le bébé de sortir. Il se cogne dessus et ne peut descendre dans le bassin... Il faudrait la percer..."

Je me remets sur le ballon et on papote. Bien sûr, elle me redemande pour la péri.

moi : "Je me sens de le faire sans !"

la sage-femme : "Oui oui, je vois bien que vous en êtes capable !"

moi : "En même temps, j'avoue ne pas avoir pensé arriver jusque-là ! Je suis contente de moi ! *(et il y a de quoi..)*"

Elle me remet (de nouveau) le monito et nous laisse...

Je le dis au papa, pour le perçage de la poche des eaux, il me répond :

"Ce serait mieux que ça se perce naturellement."

Ok, pour une fois je décide d'écouter son conseil, le perçage de la poche ce sera niet madame ! Haha....

J'ai une contraction, que je maîtrise mal. J'ai foiré la descente. Bref, le cafouillage. C'est la troisième de raté, en tout ce temps je me dis que j'ai un bon ratio ! J'ai faim, j'engloutis une Pom'pot® et une barre énergétique... Je bois quelques gorgées et hop, contraction ! Le timing, on ne plaisante pas avec.

L'envie de dormir revient alors je me mets deux claques et me ‘pschitt’ le visage avec le brumisateur ! Moi je dis, ça fait partir l'envie de dormir de manière radicale !!

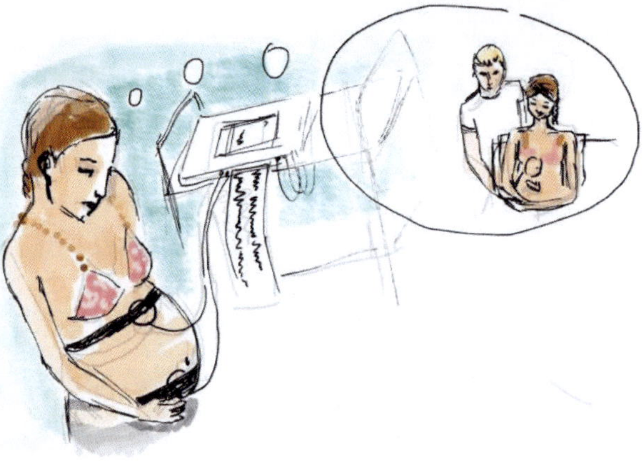

Le cœur de mon fils faiblit, alors je visualise l'instant de sophrologie à la dernière poussée, quand on me pose mon fils sur mon ventre. Je pose ma main sur mon ventre et lui dit :

"Tiens bon, regarde pourquoi on fait tout ça, tiens bon mon fils !!!"

Crédit image : Floriane Sordes
Une erreur s'est glissée dans l'illustration, sauas-tu la retrouver ?

Ses battements remontent, et mon moral aussi ! Bien que je sache pourquoi on est là et pourquoi je me donne la peine de faire tout ça, cette visualisation m'aide aussi, et du courage parcourt mon corps !

Je me masse toujours le bas-ventre, et je fais aussi un peu le dos, ça tire à peine. Je demande au papa de venir m'aider, il arrive dans la seconde.

moi : "Voilà, pendant la contraction, il faut que tu stimules ces trous

-je prends ses doigts et lui montre l'endroit en les posant dessus- tu appuies très fort dessus, le but c'est de créer une contre douleur, alors tu y vas franchement... Tiens, tu verses de l'huile de massage juste avant sur tes doigts... Allez on essaye..."

Stimulation des sacrés entre les contractions, pour vérifier qu'il trouve bien les points... OK, il y arrive !

La contraction arrive, beau travail d'équipe !

Je fais ma visualisation et mon chant, lui stimule les points et là ça me fait mal, très mal. La pression ne m'apporte pas de soulagement, ça me brouille même ma routine. Le verdict tombe vite : cette méthode ne me correspond pas ! Contraction finie.

moi : "Merci, finalement je ne la refais pas, ça ne soulage pas la douleur de la contraction, cela m'en rajoute une autre que je n'arrive pas à gérer, ce n'est pas la peine."

Pourtant qu'est-ce que j'ai aimé son aide ! Son contact ! Ces quelques secondes m'ont rapprochée de lui, ça m'a fait un bien fou ! Du baume au cœur, ya pas d'autres mots !

Je sens mon fils bouger pendant une contraction, c'est vraiment fort, une autre douleur vient s'ajouter à celle de la contraction. Du coup celle-ci est plus longue. Je sens la sage-femme à ma droite.

La contraction finie, au lieu de souffler en touchant mon ventre, c'est le bas du dos, ça me tiraille. J'ouvre les yeux et regarde la sage-femme :

moi : "Ouh la , elle était corsée celle-là ..." Je lui parle toujours avec le sourire, c'est fou ça...

la sage-femme : "Vous avez mal au dos ?"

moi :"Ça commence à peine... par contre je sens mon fils bouger, on dirait qu'il descend même. "

la sage-femme : "Ha mais il ne faut pas l'empêcher hein ! Bon, cette poche des eaux n'est toujours pas rompue ?"

moi : "Non... J'ai envie d'aller aux toilettes..."

Oh la la... se lever du ballon devient mission impossible ! Pareil, les deux m'aident...

moi : "Là, j'ai l'impression de ressembler à un Playmobile®... Ha !! Je sens que ça coule !" Aux toilettes viiiiiiite !!

Fausse joie, ce ne sont pas les eaux, ou alors c'est un filet très fin, quelques gouttes. Je dois encore souffler : cette douleur à cause d'un si petit coton-tige, ça devrait être interdit !!!

La sage-femme et le papa m'aident à aller sur le lit et elle m'ausculte...

la sage-femme : "Ha, vous êtes à 8..." Et splaf !!!!!! Les eaux !!!!!

moi : " Ha.... ça fait du bien.... Moi qui voulait un bain, c'est tout comme..." J'ai savouré l'eau chaude sur mes cuisses... La sage-femme souriait.

la sage-femme : "Et voilà, au moins ça c'est fait ! Bon, on va pousser, il est temps qu'il sorte ce bébé, ça a assez duré !"

Je me mets sur le côté gauche, elle fixe les étriers. Le papa prend la chaise verte et se met à l'extrémité du lit, face à moi.

Elle pose la jambe sur l'étrier, me dit de la tenir et de pousser... Allez, Alison, on essaye...

Je pousse et je souffle l'air en même temps.... euh… ça marche pas !!

la sage-femme :"Il faut bloquer la respiration en fait"

moi : "Ha oui... *'Tête de linotte va ! Il faut dire, à force de souffler, j'ai fait pareil ! Haha !'* "

Allez, on y retourne : je décide de faire le 4-27-30 deux fois. J'inspire 4 secondes, je bloque jusqu'à 27 et après je souffle l'air jusqu'à 30.

Dès que j'ai bloqué l'air et commence à pousser, une douleur au haut du ventre arrive brutalement, ça m'a complètement déstabilisée, j'essaye de continuer à pousser mais du coup j'y arrive moins, et là je sens la sage-femme mettre ses doigts à l'entrée de mon vagin et faire je ne sais quoi...

moi : "Aïe aïe.. !!!!!!....."

la sage-femme : "Vous occupez pas de ce que je fais, continuez de pousser..."

Facile à dire, non mais... Allez, je me concentre...

Je prends la main du papa, il a la tête contre le lit (Il ne vaut mieux pas regarder, t'as bien raison.)

Je refais, ça fait mal, impossible de gérer la douleur, il faut la subir... Je pousse. J'essaye de passer au-dessus de la douleur que la sage-femme m'inflige, sachant que c'est pire que la barre au-dessus du ventre... Et je ne sens rien bouger.

la sage-femme :"On dirait qu'il ne s'est pas bien tourné... Il faut pousser, vous sentez que vous avez envie de pousser ? "

Je fais non de la tête, en même temps je ne sais pas de quoi elle me parle !!

la sage-femme :"Ça vous donne comme envie d'aller à la selle."

moi :"Ha d'accord... ben non, pas envie alors..."

la sage-femme :"Ok, on va attendre un peu... on essaye sur le dos ?"

Allez hop, on change... le papa se met derrière moi, debout derrière le lit. La sage-femme m'aide à mettre mes jambes sur les étriers. Et là je vois la chaise bizarre en face de moi, j'en avais entendu parler, soit disant on accouche dessus ! L'idée m'a légèrement effleurée *"essaye..."* mais mon Cortex a de suite répondu : on verra !

Honnêtement je ne sais même pas si j'ai mis mon bassin en position neutre, je pense, vu que j'ai pris l'habitude de le faire systématiquement. Par contre j'essayais de mettre mes pieds en position chasse-neige.

moi : "Je crois que j'ai envie..." Une vrai novice, et oui !!!

la sage-femme : "Alors poussez !!"

Je respire à fond, je bloque, et je pousse comme une tarée, tant pis pour la douleur !!! J'y vais, j'y suis ??!?!

En poussant mon buste décolle un peu du lit, et une fois que j'ai fini de compter jusqu'à 27, mon souffle sort et je retombe sur le lit comme une masse. Et là un truc incroyable se produit :

Le papa, qui était derrière, se met à me masser les épaules et le haut des bras. Mes sentiments quand il m'a fait ce massage sont indescriptibles... Je ne savais même pas à quel point j'aurais eu besoin de ce contact qui est loin d'être anodin pour moi ! Il est très symbolique, à travers ce geste, le papa m'a encore prouvé qu'il est l'homme de la situation ! Je retombe amoureuse de lui à cet instant ! Parce que masser les épaules ne vous fera rien, peut-être même cela vous gênera, pour moi c'est le geste ultime qu'un coach fait à son boxeur pour le remotiver, lui montrer qu'il croit en lui, qu'il est capable « de le gagner ce round » ! Pendant le peu de secondes de récupération, ce seul geste vaut mieux que tous les mots.

la sage-femme :"Allez, on pousse encore !!"

J'y vais, avec plus de force....

la sage-femme : "Ça avance pas trop..."

Elle a été gentille de dire ça, j'ai de suite senti que cela n'avançait pas du tout !!!

la sage-femme :"Peut-être vous pouvez essayer à genoux avec le ballon…"

moi : "D'accord..."

J'étais donc sur le lit, à genoux, m'accrochant au ballon. Et là je sens que mes jambes n'en peuvent plus, je n'ai vraiment plus de forces dedans. Je m'agrippe réellement au ballon, cette position est presque un supplice. Mon cortex intervient : "Concernant la décision d'user de la chaise bizarroïde, le verdict est sans appel : hors de question. Gente dame, bonne continuation."

J'en profite pour essayer la poussée par l'expire, la sage-femme laisse mon vagin tranquille dans cette position, une douleur en moins ! Allez j'y vais... ça ne marche pas non plus... Seconde intervention de monsieur Cortex : "Il semblerait que tu sois foutue, courage, fuyons !"

Une fois ma tentative finie, elle me dit :

la sage-femme :"Votre contraction est passée ?"

Visiblement elle ne connaît pas la poussée par l'expire ??? J'ai même pas eu la force de lui expliquer ce que j'avais fait... et en plus je n'ai même pas eu de contraction, d'ailleurs je n'en ai pas eu une seule depuis que la poche des eaux est rompue !

Je me remets sur le côté, totalement anéantie... *'La poussée par l'expire ne marche pas... ma parole... l'autre non plus, elle fait davantage mal en plus... '*

La sage-femme coupe court à mes idées déprimantes, elle se penche vers moi et me chuchote :

la sage-femme : "Écoutez, il vous faudrait la péri, ça vous aiderait, et puis si jamais vous n'y arrivez pas, on utilisera les forceps, vous sentirez rien puisque vous aurez la péri..."

'Et le bébé alors ??' Je ne lui ai pas dit, mais c'est ce que j'ai pensé. La douleur je m'en fiche, je ne veux pas que mon bébé ait mal... Hors de question pour ces forceps. Ce qu'il me manque, c'est un dopant naturel... La chose à laquelle je n'ai pas pensé ; ce qu'il me manque c'est de la force ! Je suis trop fatiguée pour pousser efficacement, voilà le problème ! La douleur je m'y suis habituée maintenant, mais je me sens vidée de toute énergie...

la sage-femme : "Par contre, il faudra vous la faire de suite, connaissant l'anesthésiste, s'il voit que vous êtes fatiguée il ne vous la fera pas..."

Elle s'en va, pour chercher l'anesthésiste.

Je regarde le papa, blasée.

moi : "Je vais faire la péri, je n'ai plus de forces pour pousser. Je suis dèg'."

le papa : "Pourquoi ?"

moi : "Parce que ce n'est pas naturel la péri !!!"

le papa : "Pas grave !"

Une fois de plus, je décide de tenir compte de son avis, oui ce n'est pas grave, il vaut mieux ça que les forceps !! Je me fais une raison...

Je pèse le pour et le contre, et finalement j'accepte la péri, je sais que je dormirai et donc retrouverai mes forces. Je n'aurai pas besoin de forceps, j'arriverai à pousser comme il faut !

Je reste sur le côté gauche, le papa se remet en face de moi, sur la chaise. Je lui tiens la main et là je sens une contraction... très TRES forte... Je n'arrive plus à visualiser, je ne fais que sortir le son, qui au passage est difficile à faire... Bref, je maîtrise à moitié...

Une fois fini, j'ai envie de pousser.

moi : "Vite, appuie sur le bouton, j'ai envie de pousser !!"

Le papa s'exécute, et la sage-femme arrive de suite !

moi : "J'ai envie de pousser !!"

la sage-femme : "Allez-y, moi aussi je veux le voir !!!"

Elle se met en place, et refait le truc avec ses doigts... Je me dis que là c'est ma dernière chance, je donne tout...

la sage-femme : "Ça avance très doucement.... vous avez encore envie ?"

moi : "Non..."

Je ne comprends rien, je suis déçue.

Elle me dit qu'il est bientôt 8h, et qu'elle finit sa garde. Elle me dit que si j'ai envie de pousser, ce n'est pas la peine, l'anesthésiste va venir. Elle repart.

Je commence à me rendormir... plus de contractions... mais l'envie de pousser me réveille... mon mari est à mes côté, je lui dis, il me répond :

le papa : "Ben vas-y pousse, on s'en fout de ce qu'elle a dit !"

Je pousse, comme je peux... je ne le sens pas avancer... Je suis dégoûtée... La péridurale devient pour moi la seule issue, meilleure que les forceps... Pitié, il me la faut, je n'ai pas la force de me tenir debout, ni même assise...

La sage-femme revient, elle me dit au revoir, et que sa collègue va prendre la relève. Elle aurait voulu voir mon fils, moi aussi, je me rends compte qu'il est 8 heures, et il y a du retard...

08h00- 10h00 : Le pilote a quitté l'avion en plein vol

Les minutes semblent des heures, une autre contraction... Je ne gère même plus, je n'ai plus la force, alors un son rond sort, mais franchement c'était à la limite d'un cri de douleur... Mon corps est lourd, vidé... le papa somnole, moi pareil... on dirait un tableau de film d'horreur !

J'attends, je n'en peux plus, je sonne.... personne.... 5 bonnes minutes avant que la nouvelle sage-femme fasse son entrée :

la sage-femme : "Bonjour, pourquoi vous avez sonnez ?"

moi : "Pour que quelqu'un vienne !"

la sage-femme : "Mais j'allais venir, il n'y avait pas besoin."

Ok, la gentille Alison, là elle est dans le couloir, de suite j'ai eu envie de la tarter ! Celle-là, elle ne me plaît pas, elle est toute pimpante, toute jeunette genre 23 ans maxi donc pas de gosses vu sa silhouette et comment elle me regarde de haut, je me demande même si elle a vu mon dossier... bla bla bla...

Oui, ce n'est pas glorieux, je me suis littéralement défoulé sur elle en pensées, bref, aucun feeling, ça m'a encore plus dégoûté de la maternité, de ce système où on ne sait pas sur qui on va tomber...

la sage-femme : "L'anesthésiste va arriver, il vous faut mettre la blouse, je vais vous préparer..."

Elle fait sortir le papa.

Et c'est parti… Là mon accouchement maîtrisé, j'ai l'impression qu'il est au couloir lui aussi.

La blouse enfilée, je me suis sentie en prison. Elle me met la charlotte. En position, elle allume les lumières en grand et elle attend avec moi. Je n'ai pas décroché un mot, j'ai l'impression d'être un zombie...

Monsieur arrive, avec une jeunette qui est là pour la déco (elle n'a rien fait du tout, même pas poussé le chariot, c'est lui qui l'a fait !)

Il sort un truc qui était censé faire rire, tout le monde a ri sauf moi, d'ailleurs je ne sais même plus ce que c'était.. Du coup j'ai souri '*Alison, t'es à côté de la plaque total !'*

Vu sa tête, c'est celui qui a pris la relève, il est tout frais... L'autre me l'aurait pas fait, c'est pour ça que ça a été aussi long à avoir, l'autre sage-femme a joué sur le timing, pour que j'ai la péri... merci, vraiment merci !'

l'anesthésiste : "Allez, faites le dos rond"

Je sens mon fils dans le vagin... j'ai peur de lui faire mal en arrondissant trop... J'essaye quand même, mais je n'y arrive pas.

l'anesthésiste : "Ha..... Ce n'est pas bon, faut arrondir plus......"

moi : "Je ne peux pas plus, je suis au max."

l'anesthésiste : "Bon on va tenter quand même....ha.... ce n'est pas beaucoup......"

Et je l'entends faire des réflexions sur mon dos, genre comment à mon précédent accouchement ils ont fait pour me la faire, bla bla bla... Pourquoi le papa il n'est pas là ? Il lui aurait foutu son poing dans la tronche !! Alison, zen.... j'ai soufflé, on arrête cette violence, concentre-toi !

L'anesthésiste : "Allez j'y vais...."

Je ferme les yeux et crispe mon visage, je sens l'aiguille rentrer... Et là réflexe : je redresse mon dos !

MALHEUR

l'anesthésiste : "Ha non, dressez pas votre dos !!! Haaaa..." entre le cri et l'étonnement.

moi : "Désolée, réflexe..." J'étais la première surprise ! *'Pourquoi tu fais ça mon dos ? Bref...'*

J'entends parler à voix basse, quelques mots s'échappent :

"...l'aiguille est juste tordue... "

La sage-femme se met en face de moi, me tient les bras :

"Avancez vers moi, restez comme ça, voilà..."

J'ai pensé : *'pourquoi elle m'a pas tenue dès le début au fait ?? Pour mon premier accouchement la sage-femme m'avait tenue, celle-là elle était juste debout à côté à regarder comment faisait l'anesthésiste !'*

L'anesthésiste réessaye.... ça ne marche pas, il change d'aiguille...

l 'anesthésiste : "Allez, restez bien comme ça hein ?"

Je sens une petite brise de peur dans l'atmosphère...

Il fait la piqûre, heureusement la sage-femme me tenait les bras, le réflexe revenait !

l'anesthésiste : "C'est vraiment limite... allez c'est bon !"

Piqûre faite... sensation horrible : de l'électricité parcourt mes jambes !!

moi : "Aïe !!.."

l'anesthésiste : "Bougez pas, ça va passer.. !"

Et là je ne comprends plus rien ... *'Pourquoi ça m'a fait ça ? C'est raté ? Il a touché un nerf ?'*

C'est fini, il papote un peu avec son équipe, tout le monde est soulagé : la vilaine brise de peur est partie.

Ils s'en vont, et la sage-femme me met les perfs, m'allonge sur le dos, me met un boudin sous les genoux, me met le monitoring puis me couvre avec un drap.

la sage-femme : "Voilà, tout est bon !" avec un air béat...

Elle mets la lumière tamisée, éteint les néons et s'en va.

Le papa rentre... J'esquisse un sourire, lui aussi... il s'allonge à terre.

Je lutte, aussi longtemps que je le peux pour ne pas dormir...

mes yeux se ferment...

....

.... je quitte l'avion.

Je me réveille, impossible de savoir combien de temps j'ai dormi. Je regarde de suite le monito pour savoir les battements de cœur de mon fils :

56

Le cœur triste je me mets à penser *'Mon pauvre chéri, forcément tu faiblis, ta maman t'as abandonné...'* Le découragement me frappe de plein fouet : *'à quoi bon continuer, ton accouchement naturel est foutu, t'as eu la péri...'* je succombe et me rendors...

Mes yeux s'ouvrent... je lutte pour ne pas les refermer..., je regarde sur ma droite, monito pareil que tout à l'heure, le papa cette fois est réveillé :

le papa : "Il est à 56 !"

moi : "Oui...."

Il me regarde, avec un air inquiet qui me perce le cœur... je n'ai plus le droit de ne rien faire maintenant ! Je pense alors : *'Allez Alison, on s'en fout que t'ai eu la péri, reviens !!!! REVIENS !!!!! '*

Je décide de revenir, en voyant le moment avec ma sage-femme en prépa qui disait "Si ce n'est pas vous, qui sera là pour le bébé, qui le sera ?"

Je pose ma main sur mon ventre, et visualise la première rencontre, quand il sort à peine et est posé sur mon ventre... **je parle à mon fils par la pensée** : 'Maman est revenu mon fils, allez, on y va, prend courage !' Son cœur remonte, timidement, mais il retrouve un rythme normal en 1-2 minutes.

10h00 : mon fils, je t'aime !

La sage-femme arrive, elle va directement au monitoring....

"Il en a un peu marre ce bébé, il est temps d'y aller !"

Moi : "OUI..."

la sage-femme : "Le docteur *** était déjà passée mais vous dormiez... Je vais l'appeler, mais d'abord on va pousser un peu, qu'elle soit là juste pour le réceptionner."

Elle enlève le drap, me met les jambes dans les étriers... Je les sens à peine, on dirait du coton. C'est horrible... Elle met sa main dans mon vagin, prend la tête de mon fils et le tourne pour qu'il soit dans la bonne direction. J'ai tout senti, mais aucunes douleur, et là j'ai pensé : *'on m'aurait fait ça sans péri ?! Non, je n'ose pas imaginer... Mais d'un côté, peut-être bien que j'aurais géré la douleur avec le chant aussi... bref...'*

Je me sens sereine malgré tout, je sais que je vais pousser très bien, que tout se passera bien.

Le papa se positionne derrière le lit.

La sage-femme : "Allez-y quand vous voulez..."

J'inspire jusqu'à 4, et je commence à bloquer, je pousse en même temps... Je ressens être guidée par mon corps : 'Doucement, n'y va pas trop fort, voilà comme ça... continue, prend ton temps... voilà....'

la sage-femme : "Oui, très bien...! "

J'ai fini ma première respiration, j'enchaîne directement la suivante... Pareil, mon corps me guide... Il me fait sentir le rythme à prendre, sachant que je ne sens vraiment rien, et encore moins où je pousse !!

la sage-femme : "Très bien, on arrête là, les cheveux sont à la sortie ! J'appelle le docteur *** pour qu'elle vienne, je lui dis que vous poussez très bien !"

Elle sort...

J'hallucine, je ne comprends pas ce que je viens de vivre....

J'en ai vu et entendu des choses sur la péri, comme quoi :

- on pousse moins efficacement,

- la péri augmente le risque de forceps ou autre,

- elle inhibe les sensations du corps pour la poussée (savoir quand et comment pousser)

Tout ça est faux pour moi, ce n'est donc pas une fatalité !

La sage-femme rentre, se met à ma droite :

"C'est bon, elle arrive... Ne me faites pas mentir hein ?!" avec un petit sourire.

Ma gynécologue arrive :

"Bonjour Madame * !!" avec un grand sourire. Franchement, ça m'a fait plaisir ! « Ouh la, mais on voit ses cheveux !!"

Elle finit de mettre les gants, sa collerette et hop, en position !

Gygy : "Vous pouvez y aller !"

Je fais comme les fois précédentes...

Gygy: "Oui, très bien, vous le sentez ?"

Je fais non de la tête... j'ai fini ma respiration, et au moment d'enchaîner la suivante.

Gygy : "Attendez.... voilà.. ha mais non, il n'y a pas besoin d'une autre, les épaules sont passées !"

Je me mets alors à penser : *'ça y est ???? Il est sorti ?? C'est fini, déjà ??? (oui enfin, façon de parler, vu toutes les heures que j'ai eu !! haha !)'*

Gygy : "Vous voulez le prendre ?"

moi : "OUI...!"

Gygy : "Ben ouvrez les yeux !"

Haha !! Et oui, toujours en concentration !

J'ouvre les yeux, lâche mes jambes et tends mes bras vers mon fils, je le prends et le pose sur mon ventre.....

Je t'aime mon fils !

Fin

Partie II

Mon projet de naissance

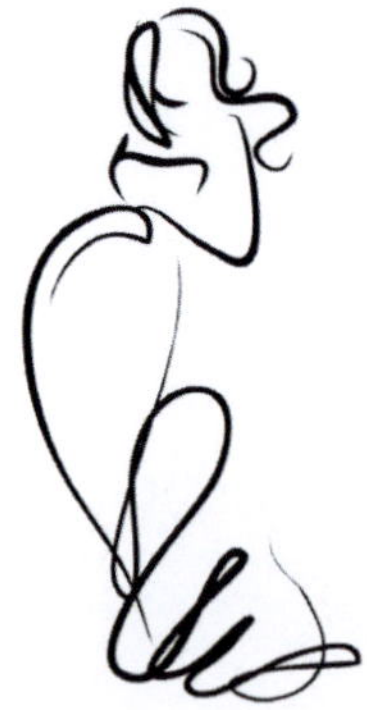

« Le projet de naissance est une liste des désirs des parents concernant l'accouchement. Position de la maman, présence ou pas du papa, péridurale... Tout y est inscrit. Parce que l'accouchement est quelque chose de personnel, beaucoup de femmes souhaitent pouvoir vivre ce moment fort comme elles l'entendent. »

La maison des maternelles – 5 avril 2019

J'ai cherché d'autres définitions sur le net, et toutes sont similaires.
Si on comprend bien, c'est comme une liste de courses mais au lieu de dire le nom du rayon avec les choses dont on va y remplir le caddie, nous écrivons le nom de la phase de l'accouchement avec seulement ce qu'on veut y vivre. Hors, dans les deux cas, il n'y a pas que ça à ce rayon, et il n'y a pas que tel ou tel protocole lors de l'accouchement !
De mon expérience, que vous avez pu lire de vos propres yeux, ce n'est pas avec une feuille où j'ai écris mes impératifs que j'ai eu un accouchement serein !!!! C'est bel et bien mon attitude qui a provoqué tout cela, avec ma certitude que c'est du non sens de ne pas tenir compte de TOUT pour cet événement...

Comment ai-je fais ?

Je suis partie sur le principe du projet de naissance, en le faisant de manière totalement égoïste : moi et moi seule y avais accès !
Car pour ma première grossesse, j'ai été découragée par gygy - voir la vidéo suivante :

https://bit.ly/3ncxvS9 *(chaîne YB : mon accouchement serein)*

C'est donc ce que m'a appris mon premier accouchement : ne mettre que des souhaits sur un papier ne marche pas !!!!!

Je vous partage donc la trame - que j'ai créé - du vrai projet de naissance, celui qui donne les résultats attendus !

Il se compose de 4 étapes :

1) la vision de mon accouchement
2) voir positivement mon accouchement
3) les obstacles à mes réalités positives
4) me fixer des buts et les atteindre

A réaliser dès le 3 ème mois de grossesse. Bon projet de naissance à vous, et bon travail !

1) La vision de mon accouchement

Le secret du succès d'un événement aussi important que l'accouchement est de poser noir sur blanc TOUT ce que l'on souhaite et ce que l'on refuse de vivre.
Aucun souhait n'est bête ni innaproprié. Aucun refus n'est abusé... parce que lors de l'accouchement il est question de votre vie, et de celle de l'être qui est dans votre ventre : votre bébé.

Votre vision vous appartient et personne n'a l'autorité de vous dire comment doit se passer votre accouchement si votre santé et celle de votre bébé n'est pas menacée.

Exemple : « ce que je veux vivre : un accouchement naturel »
« ce que je ne veux pas vivre : la péridurale, les forceps, l'épisiotomie, la césarienne en urgence»

<u>Utilisez le tableau ci dessous pour cette première étape</u> :

Ce que je veux vivre	**Ce que je ne veux pas vivre**

Ce que je veux vivre	Ce que je ne veux pas vivre

2) Voir positivement mon accouchement

Maintenant que vous avez écrit tous vos désirs et rejets pour l'accouchement, vous allez transmuter en positif tout ce que vous avez inscrit dans la colonne « ce que je ne veux pas vivre ».

Nos aspirations, nos désirs créent nos pensées et nos émotions, ce qui dirige nos actions.
Mais notre cerveau reptilien commande 90% de notre vie en mode automatique, basé sur :

- nos habitudes,
- nos rejets,
- et nos peurs.

Voilà pourquoi cet exercice concistant à tout poser par écrit est important, afin d'en prendre conscience pour quitter le mode automatique.

Pour cela, il s'agit de reformuler les rejets et peurs, pour que ces éléments deviennent la nouvelle réalité positive.
Exemple : « je ne veux pas vivre de péridurale » devient : « je gère les douleurs des contraction de façon naturelle et autonome»

Utilisez le tableau ci dessous pour cette seconde étape :

Ce que je ne veux pas vivre...	**… devient cette réalité !**

Ce que je ne veux pas vivre...	… devient cette réalité !

3) Les obstacles à mes réalités positives

Il est primordial d'avoir la connaissance des choses telles qu'elles sont, telles qu'elles étaient et telles qu'elles sont à venir pour vivre l'accouchement dont on rêve, au plus juste pour soi et son bébé.

Les précédents exercices consistaient à voir ce que vous redoutez le plus pour ce jour, et à le changer en positif ; pour ainsi améliorer votre état d'esprit et réduire au maximum un auto-sabotage inconscient. Ici nous continuons, avec la vision vraie et sans filtres de tout ce qui se jouera réellement à ce moment là et vous empêchera donc de mener à bien votre accouchement.

Cet exercice prend du temps, car il vous faudra faire vos propres recherches pour trouver toutes les informations vraies et claires.
Vous êtes largement capable de voir la vérité en face, je vous fais confiance !!

Exemple :
Réalité positive : je gère les douleurs des contractions de façon naturelle et autonome
les obstacles à cette réalité : douleurs autre (kyspte, sciatique, pb de santé que j'ai actuellement...), manque d'info pratiques sur les outils naturels, démotivation le jour j, être mal préparée, sf pas conscilliente et qui met la pression pour que je prenne la péridurale

Notez ci dessous tout ce que vous trouvez :

Réalité positive :

....
....

Les obstacles à cette réalité :

....
....
....
....
....

Réalité positive :

....
....

Les obstacles à cette réalité :

....
....
....
....
....

Réalité positive :

....
....

Les obstacles à cette réalité :

....
....
....
....
....

Réalité positive :

....
....

Les obstacles à cette réalité :

....
....
....
....
....

4) Me fixer des buts et les atteindre

Nous voici à la dernière étape, et non la moindre.
Comme je vous ai dis au tout début, ne faire que lister ses souhaits ne fonctionne pas. Dans tous les domaines, seuls des buts fixés avec des étapes simples pour les atteindres ont amenés diverses personnes à rencontrer du succès.

Pourquoi est-ce différent pour l'accouchement ?
Qui a décidé de cette règle où il ne fallait rien planifier pour se préparer à ce jour ?
Cette loi collective et inconsicente qui dit que comme l'accouchement est naturel, il ne faut rien planifier, rend t'elle toutes les femmes épanouies lors de l'accouchement ?
La réponse est non. Il est alors temps de changer tout ça...

On a déjà vu le principe de réalités positives.
2 autres principes se joignent pour rendre cette méthode complète : le but et les actions, en lien avec une réalité positive.

Ici, le but en lien avec la réalité positive choisie sera une aptitude, un savoir être/faire que vous voulez incarner pour l'accouchement.

La foi pousse à l'action.
Déterminer ses actions en fonction de ses capacités, compréhensions et moyens est la meilleure façon de faire pour atteindre un objectif. Pas besoin d'avoir une vingtaine de choses à faire, sélectionner 4 actions porte ses fruits sans problèmes, mais il faudra y réfléchir avec sagesse et un brin de vision « effet boule de neige » pour optimiser au mieux.

Exemple :
Réalité positive : je gère les douleurs des contractions de façon naturelle et autonome
But : je suis actrice de mon accouchement
4 actions à mener : 1) chercher sur google tous les types de préparation à la naissance et en choisir 1 ou 2 à faire près de chez moi.
2) contacter le professionnel au choix et faire la préparation à la naissance.

3) faire des recherches complémentaires sur tous les moyens naturels de gérer la douleur.
4) faire des fiches de tout ce que j'ai appris.

Utilisez le tableau ci dessous pour cette dernière étape :

Réalité positive	**Le but en lien avec cette réalité positive**	**Les 4 actions à mener pour atteindre ce but**

Réalité positive	**Le but en lien avec cette réalité positive**	**Les 4 actions à mener pour atteindre ce but**

Et après ?

Vous avez tout posé par écrit, et commencez même à faire les actions nécessaires pour mettre toutes les chances de votre côté.
Pour que tous vos efforts payent, il est primordial de pratiquer l'art du **lâcher prise**.

Le lâcher prise c'est l'état d'esprit indispensable pour vivre un accouchement serein... je pourrai faire un chapitre entier sur le sujet, tans c'est important. Mais j'ai voulu ce livre très pratico-pratique alors je vous fais ici le résumé de la méthode de lâcher prise que j'ai utilisé pour cet événement, et qui sans cela, je n'aurai jamais réussi de la sorte !

a) la vrai définition du lâcher prise

Ce qui m'a le plus aidé pour lâcher prise c'est de redéfinir ce concept de manière simple et accéssible immédiatement : pas besoin de faire des séances de thérapie ou de méditer 3 heures par jour pendant 5 mois pour y arriver.

Pour moi, lâcher prise ce n'est pas perdre ce qui nous est précieux, c'est continuer de le posséder tout en le mettant à disposition de l'univers, en sachant que nous le perdons dans un sens, mais le retrouveront ou auront mieux dans un autre.

Par exemple vous avez votre bébé dans les bras, vous le tenez contre vous : vous le retenez.
Une personne que vous connaissez souhaite le prendre à son tour quelques instants : vous « ouvrez » alors vos bras pour qu'elle puisse le prendre.
Vous savez très bien qu'elle vous rendra le bébé plus tard !

Pour l'exemple du bébé c'est évident que nous le gardions, et qu'il nous sera rendu.
Dans le cas de l'accouchement, et donc de l'exercice du projet de naissance, ***ce sont sur les buts qu'il est judicieux de lâcher prise*** : vous avez toutes vos actions et intentions faites pour le jour J , et arrivé au moment de l'accouchement, reconnaissez avec le lâcher prise

que rien ne se passera comme prévu !

Alors pourquoi se préparer dans ce cas ?
Parce que tout ce que vous aurez fait et mis en place pour vivre votre accouchement serein, représente le bébé que vous tenez dans vos bras comme dans l'exemple : il y a là une métaphore, mais en réalité, énergétiquement, tout ce que vous faites génère de l'énergie.
Et l'énergie créé les évènements.... et ceux-ci nous renvoient de l'énergie.
Donc on ne perds rien du tout !!!! C'est vraiment cette image qui est représenté dans l'exemple.
Mais quand on ne lâche pas prise, cet échange n'a pas lieu.... et on râte beaucoup de bonnes choses !
De belles énergies – et donc évènements - ne peuvent se manifester sans le lâcher prise.

b) les étapes du lâcher prise

- **aimer tout le monde et soi-même :** sans jugements - car on ne connais la raison de tout - et avec compassion
- **accepter tout ce qui nous arrive :** garder à l'esprit que tout est expérience et pour notre progression, même si ce n'est pas ce que nous avions prévu
- **aimer tout ce qu'on vit :** toujours chercher le positif dans une situation difficile permet de rester dans l'amour
- **agir :** nous sommes des êtres de mouvement, rester dans l'action est notre nature.
  Nous pouvons alors agir dans l'amour et l'acception en faisant confiance en ce que la vie nous offre parce que nous aimons le genre humain, nous acceptons les événements et les aimons.

Voilà la clé du succès pour votre accouchement, mais cette recette est universelle et vous servira pour toute votre vie !

Si malgrès ces exercices, vous sentez que ça coince à certains niveaux, je vous invite à me contacter :

monaccouchementserein@gmail.com

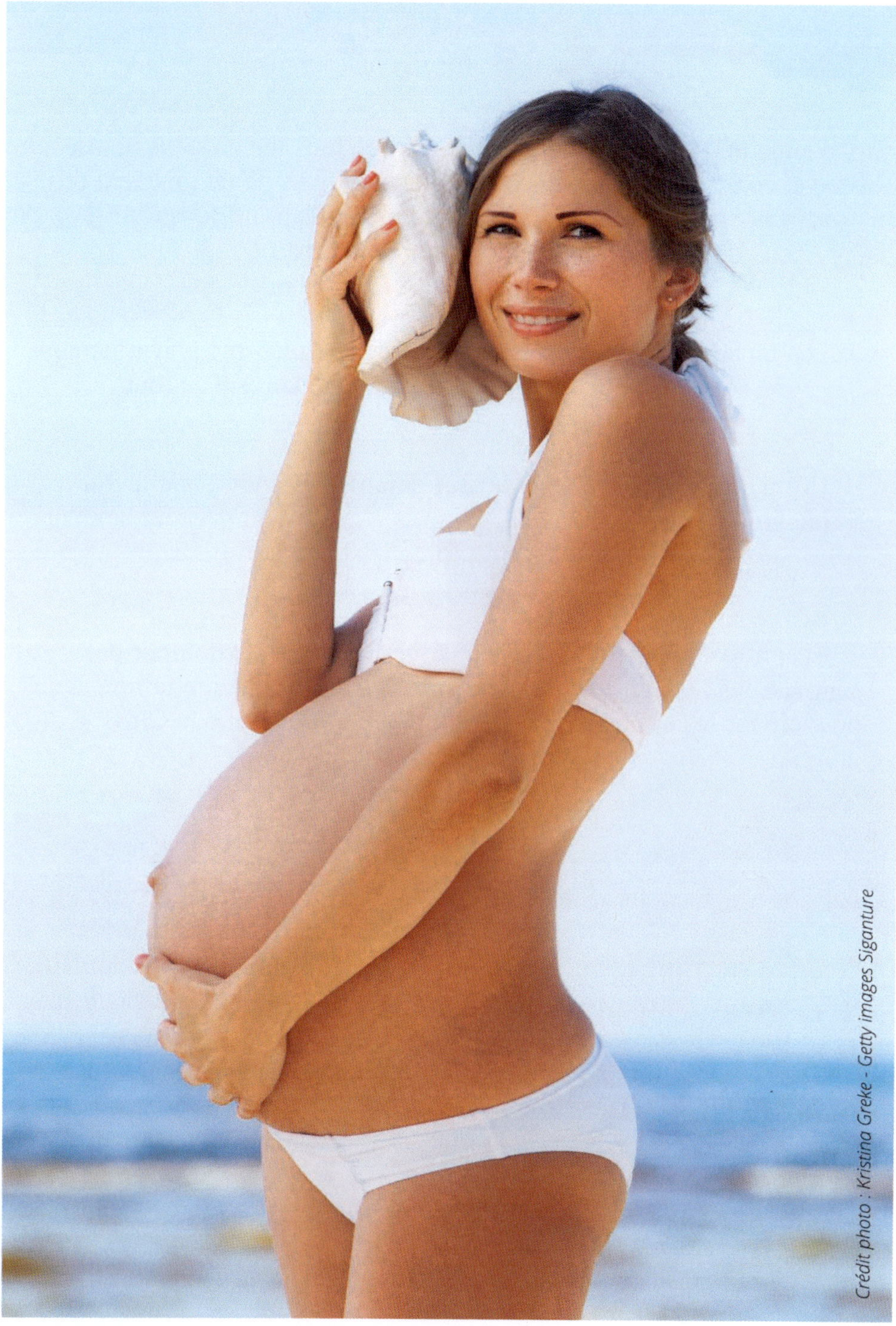

Crédit photo : Kristina Greke - Getty images Siganture

CONCLUSION

Je n'ai eu ni points ni épisiotomie.

J'ai eu la péridurale uniquement parce que tous les moyens naturels que je connaissais et savais utiliser à ce moment là ne faisaient pas sortir mon fils : j'ai donc choisi cette méthode pour dormir afin de prendre des forces pour pousser !

J'ai eu un accouchement long, mais d'une sérénité que je n'ai jamais ressentie dans ma vie plus tôt, ni même après à ce jour.

Mon amour pour le père de mes enfants a grandi d'une façon inimaginable ce jour là, et j'ai compris à quel point l'accouchement vécu en conscience renforce les liens familiaux.

J'ai utilisé des outils pour maîtriser la durée et la douleur des contractions : j'ai appris par cette expérience que chaque femme a du pouvoir sur les douleurs de l'enfantement, tout comme le Christ a du pouvoir sur la mort.

J'espère de tout mon cœur que mon partage vous est utile, et je vous souhaite tout le meilleur pour vous et votre bébé !

Avec amour,

Alison

À PROPOS DE L'AUTRICE

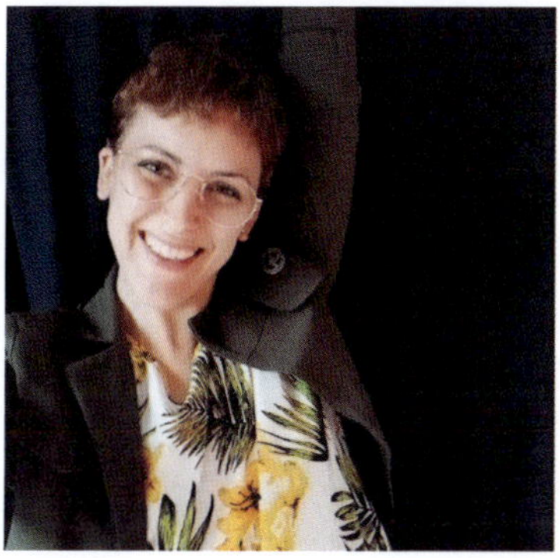

Alison Legros est maman de deux enfants nés en structure médicalisée. Suite à ses deux grossesses et accouchements, elle se tourne alors vers les formations de thérapies brèves, médecines douces, Yoga et sagesse amérindienne.

Elle y apprend comment :

- comprendre/gérer ses émotions et guérir ses traumas,
- développer ses énergies et accroître ses capacités positives de savoir-être et compétences extrassensorielles de savoir-faire.

Afin de devenir maître de sa vie et de réaliser ses rêves en cultivant un état d'esprit positif en toutes circonstances.

Elle se spécialise ensuite dans la sphère périnatale pour remplir la mesure de sa création, ayant reçu l'appel d'apporter sa valeur ajoutée dans ce monde via son vécu et ses connaissances acquises : de là naîtra la méthode Aïama et le Prakaash Yoga.

De nature empathique, optimiste et passionnée d'arts en tous genre (notamment la danse), son approche reste simple, ludique et accéccible à toutes avec une grande implication pour diffuser son message sur les réseaux sociaux.
Elle décide alors de créer avec toutes ses valeurs humanistes sa propre maison d'édition et son école de formations en ligne pour transmettre son savoir aux personnes désireuses d'être actrices de leurs vies et recevant l'appel du cœur de servir autrui en devenant professionnelle dans le bien-être.

Retrouvez toute son actualité :

http://linktr.ee/labellezen

Collection périnatale

septembre 2021

ÉDITIONS
LES BEAUTÉS ZEN

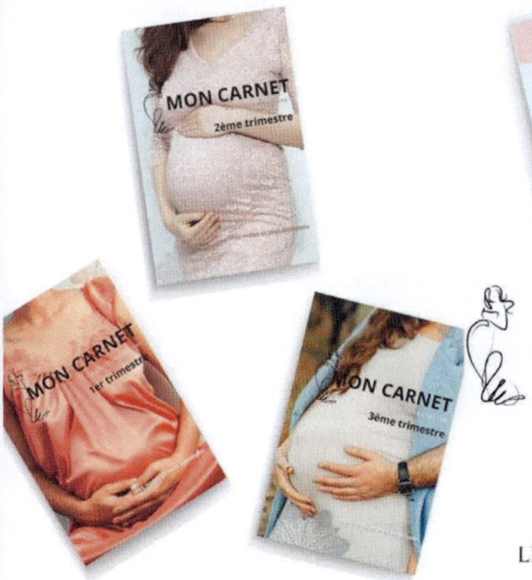

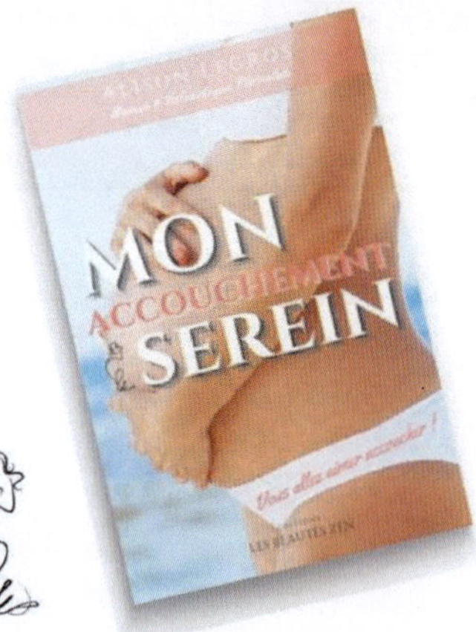

LA NAISSANCE FAIT SA DOUCE RENTRÉE SUR amazon

LIVRES DÉDICACÉS :
LESBEAUTESZEN@GMAIL.COM

A venir...

- Douce Grossesse #doucegrossesse : 21 guidances de pleine conscience
- Prakaash Yoga Prénatal – 21 jours pour un bébé zen

Date :................

NOTES & EMOTIONS

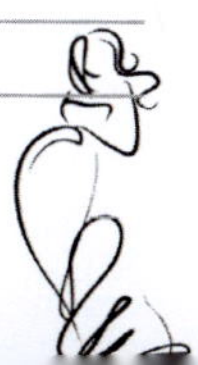

Date :................

NOTES & EMOTIONS

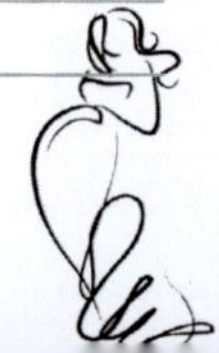

Date :................   NOTES & EMOTIONS

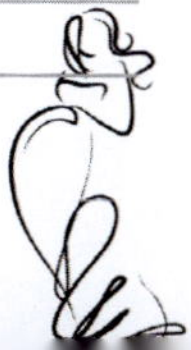

Date :................ NOTES & EMOTIONS

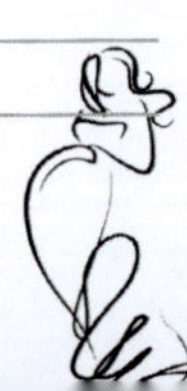

Date :................ NOTES & EMOTIONS

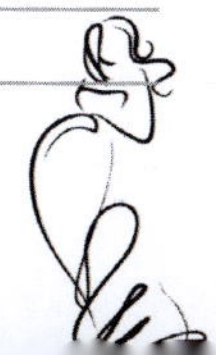

Date :...............

NOTES & EMOTIONS

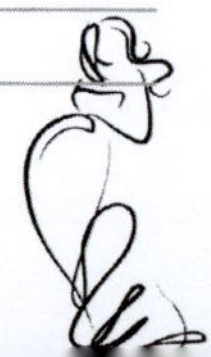

Date :................

NOTES & EMOTIONS

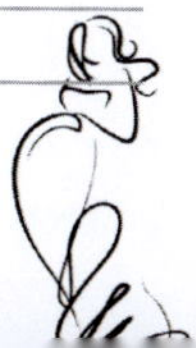

Date :................

NOTES & EMOTIONS

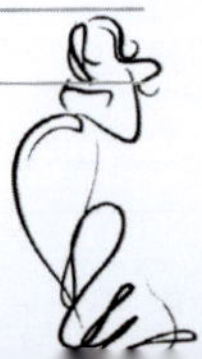

Printed in Poland
by Amazon Fulfillment
Poland Sp. z o.o., Wrocław

85586451R00054